Penka/Maier **POWER DURCH PULSTRAINING**

Dr. Günther Penka
Eberhard Maier

POWER DURCH PULSTRAINING

Die effektive Methode
für gesunde Fitness

IRISIANA

IRISIANA

Bildnachweis:
Fotos im Buch (S. 18, 19, 42, 43, 55, 60, 74, 105) mit freundlicher Genehmigung von Ciclo Sport® K.W. Hochschorner GmbH
Abbildungen und Text: Zusatzprogramm Dehn- und Entspannungsgymnastik (S. 70–73) mit freundlicher Genehmigung der Techniker Krankenkasse, Hamburg
Alle anderen Grafiken: Impressum GmbH München; Symbole für Laufen und Radfahren unter Verwendung von Clip-Arts aus der Sammlung »Art Explosion« der Nova Development Corporation

Die Deutsche Bibliothek – CIP-Einheitsaufnahme
Penka, Günther:
Power durch Pulstraining : die effektive Methode für gesunde Fitness ; der Pulsuhr-Check / Günther Penka ; Eberhard Maier. –
Kreuzlingen ; München : Hugendubel, 2002
(Irisiana)
ISBN 3-7205-2273-3

Umschlaggestaltung: Zembsch'Werkstatt, München
Produktion: Maximiliane Seidl
Satz: Impressum, München
Druck und Bindung: Huber, Dießen
Printed in Germany

ISBN 3-7205-2273-3

Inhalt

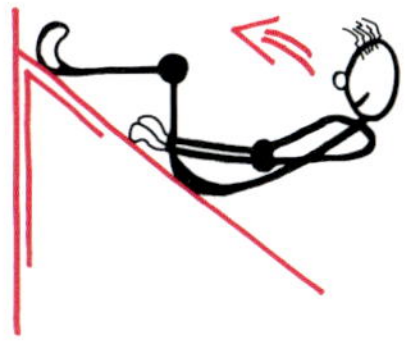

Da läuft was falsch!

Als Sportmediziner freut es mich natürlich, in unserer Gesellschaft eine zunehmende Begeisterung an sportlichen Freizeitaktivitäten wahrzunehmen. Der Wunsch, dem bewegungsarmen (Berufs-)Alltag mit Sport zu begegnen, scheint größer denn je. Fast jeder von uns hat – spätestens mit Eintritt in ein geregeltes Berufsleben – die Zivilisationskrankheit »Bewegungsarmut« mit all ihren Folgen, die er zuvor nur vom Hörensagen kannte, entweder an sich selbst oder in seinem direkten Umfeld praktisch kennen gelernt.

Die Medien nehmen sich dieses Themas mit regelmäßiger Begeisterung an. Unter dem Motto »Fit für den Sommer« wechseln sich Frühjahrsdiäten mit Fitnessprogrammen auf den Titelseiten der Hochglanz-Magazine ab. Wie oberflächlich manche dieser Beiträge auch sein mögen, sie bringen viele Menschen erstmals oder nach langer Zeit wieder dazu, die Sportklamotten aus dem Schrank zu holen. Joggen im Wald, Mountainbiken in den Alpen, Spinning im Studio, Inline Skaten im Funpark – am Wochenende ist Bewegung angesagt. Also, alles im grünen Bereich? Leider nicht!

Kurzfristiges Denken und unrealistische Ziele sind die Grundübel für das Scheitern vieler gut gemeinter Vorsätze!

Die Begeisterung lässt bei der Mehrheit schon nach kurzer Zeit nach und führt allzu oft zum »offiziellen Rücktritt vom aktiven Freizeitsport«.

Nach Fernsehsendungen, in die ich als Experte zu den Themen »Gesundheit und Freizeitsport« eingeladen bin, stehe ich den Zuschauern mitunter noch telefonisch für Fragen zur Verfügung. Dabei stelle ich zunächst einen riesigen Informationsbedarf fest. Und darüber hinaus habe ich die Erfahrung gemacht, dass die gut gemeinten Vorsätze der meisten Freizeitsportler, nämlich ihr Leben durch Bewegung aufzuwerten, aus immer den gleichen Gründen scheitern:

»Ich habe halt gehört, dass Laufen gut ist«, lautet eine typische Aussage, die nichts anderes bedeutet als:

Es fehlt ein konkretes Ziel!

»Mir hat nach dem Wochenende alles wehgetan – Sport ist Mord!« Dieser Vorwurf geht an den Sport. Aber auch dahinter versteckt sich ein klassischer Fehler, speziell im Freizeitsport:

Der Sport wird völlig unkontrolliert betrieben!

»In zwei Wochen mache ich Badeurlaub. Da muss ich jetzt schnell fünf Kilo loswerden. Aber auf meine abendlichen Bierchen will ich nicht verzichten!« Das Scheitern ist vorprogrammiert, denn:

Das Ziel ist unrealistisch!

»Jetzt bin ich schon dreimal gelaufen und es fällt mir immer noch schwer!« Hier wird deutlich:

Es wird zu kurzfristig gedacht!

Der zentrale Punkt dabei ist: Diesen Freizeitsportlern fehlen die Erfolgsmeldungen! Und als Folge schwindet zuerst die Motivation und danach verschwinden die Sportklamotten wieder im Schrank sowie die Heimtrainingsgeräte im Keller.

Jeder, der seine Freizeit einsetzt, um seinen Schweiß zu vergießen, hat den Wunsch, Erfolgsmeldungen zu erhalten!

Mit dem konsequenten Einsatz einer Pulsuhr können sich diese Personen selbst aus ihrem Motivationsloch herausholen. Denn das gesteuerte, kontrollierte und damit effektive Training mit der Pulsuhr führt zu sichtbaren Fortschritten, beugt Fehlentwicklungen vor und hilft, die individuellen Ziele leichter zu erreichen.

Denn die Herzfrequenz in Ruhe, bei Belastung und in der Erholungsphase gibt uns sehr zuverlässig Auskunft über unseren Trainings-, Leistungs- und Gesundheitszustand.

Der Puls ist die Stimme deines Körpers!

Für alle Freizeitsportler, die ihre Sportaktivitäten nicht nur aus Spaß, sondern darüber hinaus auch zielgerichtet und effektiv ausüben wollen, habe ich mit dem Sportjournalisten und Diplomsportlehrer Eberhard Maier dieses Buch geschrieben.

München, Oktober 2001 *Dr. Günther Penka*

Was Sie wissen müssen, bevor es los geht

Ziele – Motivationen – Sportarten

Wer Sport effektiv betreiben möchte, sollte sich immer zwei Fragen beantworten können: »Was möchte ich mit dem Sporttreiben bezwecken?« und »Wie kann ich dieses Ziel erreichen?«

Eine verbesserte Lebensqualität ist das Ziel der meisten Freizeitsportler.

Das Spektrum an Sporttreibenden und ihren individuellen Zielen ist breit: Der Profisportler, der mit seinem Sport Geld und Ruhm erlangen und daher die maximale Leistung aus seinem Körper herausholen möchte, steht an einem Rand dieses Spektrums. Das andere Extrem bildet der Herz-Kreislauf-Patient, der nach einem Herzinfarkt seinen Körper zunächst wieder so weit trainieren möchte, dass er zumindest den Alltagsanforderungen standhält. Dazwischen liegt eine Vielzahl von Sporttreibenden, die trotz unterschiedlichster Ziele und Motivationen doch ein gemeinsames Ziel haben: Sie wollen durch Sport ihre Lebensqualität verbessern.
Diesen gesundheits- und/oder leistungsorientierten Freizeitsportlern sowie potenziellen Anfängern möchte ich mit diesem Buch die Einsatzmöglichkeiten und Vorteile einer Pulsuhr näher bringen.

Eine Pulsuhr für den Sport ist für jeden zu empfehlen!

Prinzipiell kann ich natürlich jedem sportlich Aktiven eine Pulsuhr als Kontrollinstrument empfehlen. Doch der Hochleistungssportler und der Herz-Kreislauf-Patient stellen spezielle Bereiche dar, die jeweils allein schon ein Buch füllen würden. Diese so unterschiedlich anmutenden Pole haben zudem die Gemeinsamkeit, dass ihre sportlichen Betätigungen sowieso unter ständiger medizinischer Betreuung stattfinden. Die regelmäßige Kontrolle der Herzfrequenz sollte daher für beide Gruppen ohnehin selbstverständlich sein.

Gerade auch beim Herz-Kreislauf-Patienten wird die Pulsuhr – meiner festen Überzeugung nach – für Reha-Maßnahmen zukünftig mehr und mehr zur festen Einrichtung werden. Interessierte können sich im *special* »Herz-Kreislauf-Patienten« (S. 51) einen kleinen Überblick verschaffen.

Und nach einer erfolgreichen Reha-Behandlung kann mit der zweiten Aufbaustufe (S. 26) eventuell der Einstieg in dieses Buch bei der Zielgruppe der Einsteiger stattfinden. Vor allem richtet sich dieses Buch also an folgende **Zielgruppen:**

Gerade für Wiedereinsteiger, Gelegenheitssportler und gesundheits- wie leistungsorientierte Freizeitsportler bietet sich das Training mit der Pulsuhr an.

(Wieder-)Einsteiger
Sporttyp: null Sport bisher, kaum Bewegung im Alltag; dazu gehört auch der »Comebacker« (Wiedereinsteiger), der zwar früher sportlich aktiv war, aber in den letzten 5 – 10 Jahren keinen Sport mehr betrieben hat.
Motivation: Bekämpfung auftretender gesundheitlicher Probleme und/oder deren Vorbeugung; Gewichtsabnahme.

Gelegenheitssportler
Sporttyp: unregelmäßiges, abwechselndes Sporttreiben (z. B. 1 – 2-mal im Monat Radtour, Joggen oder Tennis); leichte Bewegung im Alltag;
Motivation: Ausgleich zum bewegungsarmen Alltag; soziale Komponente.

Gesundheitsorientierter Freizeitsportler
Sporttyp: 2 – 3-mal pro Woche gemäßigter Sport (z. B. Joggen, Krafttraining im Fitnessstudio, Radfahren etc.);
Motivation: Gewichtsabnahme; Herz-Kreislauf-Stärkung; Stressabbau (Sport als Psychohygiene); Stabilisation des Skelettsystems; vorbeugende Maßnahmen gegen altersbedingten Leistungsabfall.

Leistungsorientierter Freizeitsportler
Sporttyp: 4 – 5-mal Training pro Woche (bereitet sich z. B. auf Marathon oder Triathlon vor); Vereinssportler (z. B. Tennisspieler);
Motivation: Leistungssteigerung; Steigerung der Grundlagenausdauer.

Entscheidend für effektiven Sport ist die Grundlagenausdauer.

Als Beispiel eines leistungsorientierten Freizeitsportlers in einer Nichtausdauersportart sei exemplarisch der Vereinsfußballer genannt, der mit seiner Mannschaft am Wochenende auf Torejagd geht. Um als Fußballer Leistung bringen zu können, bedarf es in der Hauptsache sicherlich einer guten Technik und einer entsprechenden Spielintelligenz. Damit er seine Leistung aber über 90 oder mehr Minuten bringen kann, benötigt der Fußballer zudem eine gute Ausdauer- und Regenerationsfähigkeit, allgemein bekannt als »Grundlagenausdauer«.

Das Negativbeispiel: Der Profifußballer Roland W.

Ich möchte anhand eines Beispiels veranschaulichen, dass ein gezieltes Ausdauertraining auch für Nichtausdauersportler hilfreich ist und ergänzend zur jeweiligen Sportart – in diesem Fall Fußball – ausgeübt werden sollte: Die allgemein Sportinteressierten unter Ihnen werden sicher noch den Profifußballer Roland W. kennen. Er war in seiner Blütezeit erfolgreicher Stürmer beim FC Bayern München. 1988/89 und 1990/91 war er sogar Bundesligatorschützenkönig. Traurige Berühmtheit erlangte Roland W. allerdings als erster offizieller Dopingfall in der Geschichte der Bundesliga. Roland W. spielte zu diesem Zeitpunkt beim VfL Bochum und schleppte überflüssige Pfunde mit sich herum. Um dieses Übergewicht loszuwerden, nahm er Diätpillen, welche Substanzen enthielten, die leider auf der Dopingliste standen. Sicherlich ein kurioser Fall. Roland W. galt immer als Instinktfußballer mit großem Talent, aber leider trainingsfaul. Gemeinhin spricht man in solchen Fällen von einem »schlampigen Genie«.

Mit gezieltem pulsgesteuertem Ausdauertraining hätte Roland W. nicht nur sein Übergewicht vermeiden bzw. loswerden können, sondern auch ganz entscheidend seine Grundlagenausdauer verbessert. Denn mit einer guten Grundlagenausdauer schießt zwar kein Fußballer besser einen Freistoß. Aber die Wahrscheinlichkeit, dass nach einem 30-Meter-Solo in der 85. Minute der Ball noch kontrolliert ins Tor geschossen wird, steigt doch erheblich.
Roland W. hat in seiner Karriere zweifelsohne einiges erreicht. Aber es lässt sich leider nur erahnen, was der Instinktfußballer mit mehr Disziplin und (Ausdauer-)Trainingsfleiß international alles hätte erreichen können. Mehr als zwei magere Einsätze in der Nationalmannschaft wären es aber allemal geworden!

Das pulsgesteuerte Ausdauertraining trägt zum Erfolg bei.

Dieses kleine Beispiel soll Ihnen veranschaulichen, dass auch für Vereinssportler in Spielsportarten wie Fußball, Handball, Eishockey, Tennis etc. ein pulsgesteuertes Ausdauertraining ein kleines, aber feines Mosaiksteinchen zum Erfolg sein kann. Roland W. hat offensichtlich nicht genügend Motivation zu mehr Trainingsdisziplin aufbringen können. Für ein konsequentes Sporttreiben ist die Motivation ein ganz entscheidender Faktor.

special: Motivation

Die Motivation ist ein ganz entscheidender Faktor beim Sport.

Disziplin und Motivation stehen in engem Zusammenhang. Je motivierter ein Sportler ist, desto weniger hat er mit seiner Disziplin zu kämpfen. Er weiß ja, weshalb er sich den Trainingsbelastungen aussetzt. Ich möchte Ihnen – anhand meiner beruflichen Erfahrung mit Freizeit- und gerade auch Leistungssportlern – ein paar einfache Praktiken an die Hand geben, die Ihnen helfen, Ihre Motivation zu steigern bzw. hochzuhalten.

Ziele formulieren!

Wer kein Ziel hat, verliert über kurz oder lang die Motivation. Sie müssen sich jederzeit – und besonders in anstrengenden physischen und psychischen Situationen – die Frage beantworten können: Wieso tue ich das alles überhaupt? Gerade ein langfristiges Ziel kann zwischendurch schon mal aus den Augen verloren gehen.

Setzen Sie sich realistische Ziele!

Wer in 10 Jahren 10 Kilo zugenommen hat, kann nicht auf sinnvolle Weise in zwei Wochen diese 10 Kilo wieder loswerden. Und schon überhaupt nicht mit Sport allein. Aber je nach Ausgangslage können 10 Kilo Gewichtsabnahme in einem Jahr bei konsequentem Sporttreiben durchaus realistisch sein!

Setzen Sie sich Teilziele!

Suchen Sie sich realistische Zeitrahmen und setzen Sie sich auf dem Weg zum Erreichen Ihrer langfristigen Ziel passende Zwischenziele! »Zerhacken« Sie Ihr hohes Ziel in machbare Kleinteile – die Psyche wird es Ihnen danken. Und die Teilerfolge werden Sie weiter anspornen!
Haben Sie allzu viel Respekt vor dem ersten 60-Minuten-Lauf? Dann laufen Sie in Gedanken 3x 20 Minuten – nur eben am Stück. Das heißt auch: Überlisten Sie Ihre Psyche!

Schreiben Sie Ihre Ziele auf!

Holen Sie das Papier, auf dem Sie Ihre Ziele aufgeschrieben haben, in einer mentalen Schwächephase hervor. Damit Sie wieder wissen, weshalb es sich lohnt, die momentanen Schwierigkeiten zu überbrücken.

Zuerst Gewohnheit – dann Abwechslung!

Es kann durchaus sinnvoll sein, z. B. beim Laufen die ersten Wochen auf derselben Strecke zu trainieren. Ihr Selbstbewusstsein ist durch die Erfolgsmeldung »Diese Strecke habe ich schon mehrfach gemeistert« gestärkt. Doch bald möchten Sie neue Erfolgsmeldungen. Ihr Anspruch steigt – und das ist gut so! Suchen Sie sich zur Abwechslung eine weitere Strecke aus, die durchaus etwas anspruchsvoller oder auch reizvoller sein darf. Oder wechseln Sie ab und an die Sportart!

Abwechslung steigert die Motivation.

Schaffen Sie sich das passende Umfeld!

Die schönsten Freizeitbeschäftigungen sind sicher die, welche Sie auch mit Ihrem direkten sozialen Umfeld (Partner, Familie, Freunde, Arbeitskollegen) teilen können. Je mehr Menschen Sie in Ihrem Umfeld für Ihr Hobby Sport begeistern können, desto wahrscheinlicher werden Sie langfristig dabei bleiben. Sensibilisieren Sie Ihr Umfeld für Ihre Ziele!

Mit anderen zusammen Sport zu treiben macht mehr Spaß!

Auch Sport braucht Time-Management!

Pulverisieren Sie die klassische Ausrede »Habe keine Zeit«, indem Sie den Zeitaufwand für jede Ihrer sportlichen Betätigungen ermitteln und passend in Ihren wöchentlichen Alltagsrhythmus integrieren. Mehr dazu im *special* »Time-Management« (S. 62).

Zum Sport gehört das richtige Zeit-Management.

Vieles davon schon mal gehört? Bestimmt! Aber haben Sie sich bisher daran gehalten? Eben! Das reine Wissen darüber, was sinnvoll ist, heißt leider nicht automatisch, dass der Mensch dieses Wissen auch umsetzt. Denn der Mensch ist Meister im Verdrängen und sich selbst Belügen! So gewinnt das kurzfristige Denken *(Es ist gerade so gemütlich auf dem Sofa)* gegen das mittelfristige *(Das zufriedene Gefühl, sich aufgerafft und bewegt zu haben)* und das langfristige Denken *(Im richtigen Trainingsrhythmus bleiben)*. Deshalb sollten Sie die Herausforderung annehmen im Kampf des kurzfristigen gegen das längerfristige Denken. Motivieren Sie sich und Ihr Umfeld, bewusst mit Ihren langfristigen Zielen zu leben!

Leistung verbessern heißt Kondition erhöhen.

Bevor wir uns mit der Frage nach den geeigneten Sportarten für unser Training befassen, sollten wir zunächst die Leistungskomponenten herausfiltern, die mit einem herzfrequenzgesteuerten Training besonders effektiv verbessert werden können.
Die allgemeine körperliche Leistungsfähigkeit wird umgangssprachlich als Fitness bezeichnet. Für die allgemeine sportliche Leistungsfähigkeit steht in der Sportwissenschaft der Begriff Kondition. Diese setzt sich aus vier Faktoren zusammen:

Kondition = Ausdauer + Kraft + Beweglichkeit + Schnelligkeit

Die einzelnen Komponenten sind individuell unterschiedlich vorgegeben und lassen sich auch unterschiedlich stark durch Training verbessern.

Schnelligkeit

Die Komponente Schnelligkeit ist genetisch sehr stark festgelegt und ab einer gewissen Alterstufe nur noch bedingt verbesserungsfähig. Ziel ist es dann hauptsächlich, ein Nachlassen der Schnelligkeit zu verhindern. Da die Komponente Schnelligkeit für den Gesundheitsaspekt und das herzfrequenzgesteuerte Training keine wesentliche Rolle spielt, wird sie in diesem Buch nicht weiter berücksichtigt.

Beweglichkeit

Die Beweglichkeit ist besonders in jungen Jahren effektiv trainierbar. Sobald der menschliche Körper ausgewachsen ist, kann eine Verbesserung der Beweglichkeit nur noch bedingt erreicht werden. Allerdings lässt sich die Dehnfähigkeit (= Flexibilität der Muskulatur) bis über das 60. Lebensjahr hinaus durchaus trainieren und verbessern. Doch gilt auch hier das Prinzip, dass in fortlaufendem Alter der Erhalt, nicht die Verbesserung der Beweglichkeit im Vordergrund steht. Die Komponente Beweglichkeit wird in diesem Buch mit dem Zusatzprogramm Dehn- und Entspannungsübungen (S. 70) abgedeckt.
Die Beweglichkeit spielt aus gesundheitlicher Sicht eine Rolle, eine Steuerung über die Herzfrequenz ist aber natürlich nicht sinnvoll. Sie wird daher lediglich zur sinnvollen Abrundung der Trainingspläne mit trainiert.

Kraft

Auch für die Komponente Kraft gilt, dass sie besonders bis zu einem Alter von ca. 30 Jahren sehr gut trainiert und verbessert werden kann. Mit fort-

schreitendem Alter unterliegt die Kraft allerdings aufgrund des natürlichen Muskelschwunds einem steten Leistungsabfall, dem durch konsequentes Training effektiv entgegengewirkt werden kann.
Daher berücksichtigt dieses Buch natürlich auch den Bereich Kraft. Allerdings nicht in der Form des reinen Bodybuildings, da dieses nur dem reinen Muskelzuwachs dient, ohne dass damit automatisch auch eine Verbesserung der Leistungsfähigkeit im Alltag oder in speziellen Sportarten einhergeht.

Dieses Buch befasst sich mit einer Kombination aus Kraft und Ausdauer, der **Kraftausdauer.** Ich stelle Ihnen im Verlauf dieses Buches ein Gerätetraining im Fitnessstudio vor, das als moderne Form des klassischen Zirkeltrainings (oder Circuittraining) angesehen werden kann (S. 99). Ich habe diese Trainingsform **Multi-Circuit-Training** genannt. Mit kleinen Gewichten und hohen Wiederholungszahlen werden in mehreren kleinen Zirkeln die wichtigsten Muskelgruppen in punkto Kraftausdauer effektiv trainiert. Dieses Training lässt sich über die Herzfrequenz steuern und bewirkt, dass z. B. der Gesundheitssportler sein Skelettsystem stabilisieren, der Übergewichtige mit einem gemäßigten Muskelzuwachs die Fettverbrennung fördern oder der leistungsorientierte Freizeitsportler leichte bis mittlere Krafteinsätze innerhalb seiner Sportart länger auf höherem Niveau durchhalten kann (z. B. der Mountainbiker in den Alpen).

Ausdauer

In der Sportwissenschaft wird die Ausdauer folgendermaßen definiert:

Ausdauer = Ermüdungswiderstandsfähigkeit
+ rasche Wiederherstellungsfähigkeit (Erholungsfähigkeit)

Diese Fähigkeiten können bei entsprechender Gesundheit ohne Altersbegrenzung trainiert und auch verbessert werden. Und da ein Training der Ausdauer automatisch ein Training des Herz-Kreislauf-Systems bedeutet, ist diese Komponente zentraler Schwerpunkt eines gesundheitsorientierten, herzfrequenzgesteuerten Trainings.

Das Ausdauertraining ist der Schwerpunkt eines gesundheitsorientierten, herzfrequenzgesteuerten Trainings.

Daraus erklären sich auch die Sportarten, die in diesem Buch berücksichtigt werden: Die klassischen Ausdauersportarten Laufen und Radfahren, dazu die ausdauerorientierten Trainingsformen im Fitnessstudio und das auf Kraftausdauer angelegte Training mit Hanteln und Kraftmaschinen.

Fazit: **Der gesundheits- oder leistungsorientierte Freizeitsportler sollte sein herzfrequenzgesteuertes Training auf die Ausdauer und im Bereich Kraft auf die Teilkomponente Kraftausdauer ausrichten. Und über eine ergänzende Dehn- und Entspannungsgymnastik seine Beweglichkeit erhalten bzw. verbessern!**

Der interessierte Gesundheitssportler wird sicherlich die dritte große Ausdauersportart, das Schwimmen, vermissen. Leider kann das Schwimmen in diesem Buch nicht berücksichtigt werden, da während des Schwimmens der Einsatz einer Pulsuhr für den Freizeitsportler kaum Sinn macht. Das Wasser unterspült den Gurt und unterbricht den erforderlichen Kontakt des Gurtes mit dem Körper. Dem könnte nur dadurch entgegengewirkt werden, dass der Schwimmer ein Top trägt. Des Weiteren möchte ein Schwimmer während seiner Sportausübung auf die Pulsuhr schauen. Diese Kontrollmöglichkeit ist ja gerade der Sinn einer Pulsuhr. Dabei müsste er aber seine Bewegung unterbrechen. Also bleibt die einzige Alternative, dass nicht der Sportler, sondern eine weitere Person – zum Beispiel der Trainer – am Beckenrand über die Pulsuhr die Herzfrequenz kontrolliert. Diese Möglichkeit bietet nur der Einsatz einer Pulsuhr mit einer digitalen Übertragungstechnik an. Siehe dazu das *special* »Die digitale Übertragungstechnik DWT« (S. 44). Mit Trainer, Top und DWT sind wir aber schon im Bereich Leistungssport angekommen. Daher findet die Sportart Schwimmen hier keine Berücksichtigung.

Dieses Buch konzentriert sich also auf die ausdauer- und gesundheitsorientierten Massensportarten.

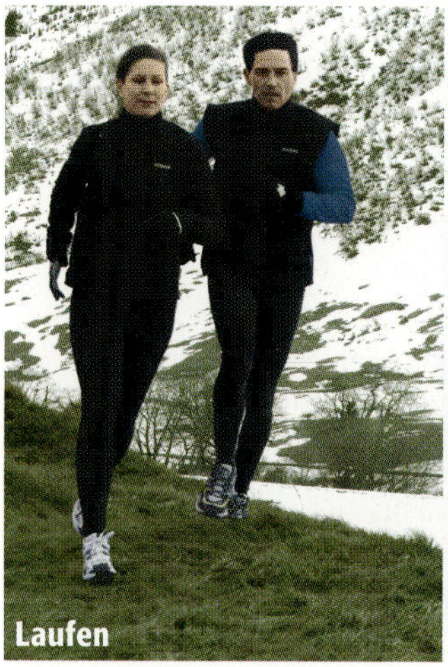
Laufen

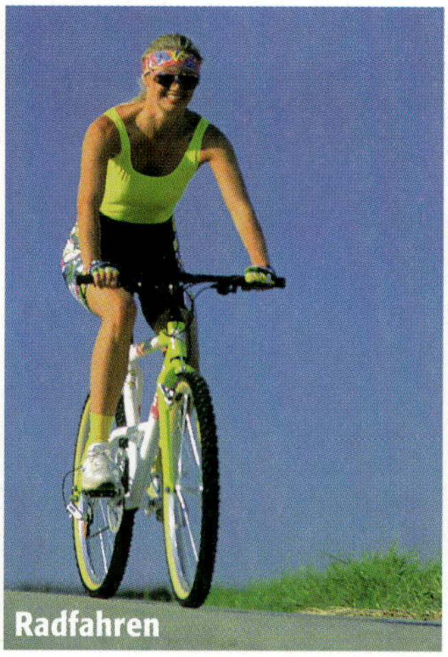
Radfahren

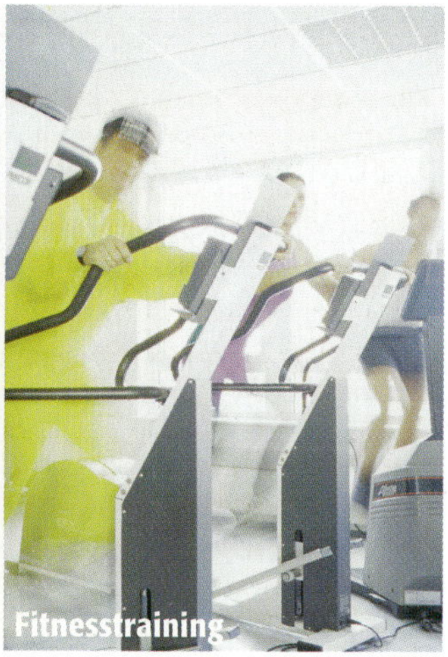
Fitnesstraining

Abgrenzung zwischen Puls- und Herzfrequenz

Bevor ich im nächsten Kapitel auf die Aspekte der Trainingslehre eingehen werde, noch ein Wort zur wissenschaftlichen und begrifflichen Abgrenzung zwischen Puls- und Herzfrequenz.

Die **Herzfrequenz** bezeichnet die elektrischen Impulse, die das Herz schlagen lassen, d. h. die Anzahl der Schläge pro Minute, mit denen das Herz arbeitet. Die **Pulsfrequenz** bezieht sich auf die Wellen des Blutstroms in den Schlagadern, ausgelöst durch die Herzkontraktionen. Die Ergebnisse der Herzfrequenz- und der Pulsfrequenzmessung sind beim gesunden Menschen praktisch identisch.

Puls- und Herzfrequenz sind praktisch identisch.

Der Begriff **Puls** hat sich auch dort etabliert, wo eigentlich die Herzfrequenz gemeint ist. In der Folge hat sich der Begriff **Pulsuhr** in der Umgangssprache durchgesetzt, auch weil er kürzer und damit praktischer ist. Diesem Umstand trage ich insofern Rechnung, indem ich die beschriebenen Messgeräte – obwohl sie natürlich die Herzfrequenz und nicht den Puls messen – nachfolgend als Pulsuhren bezeichne.

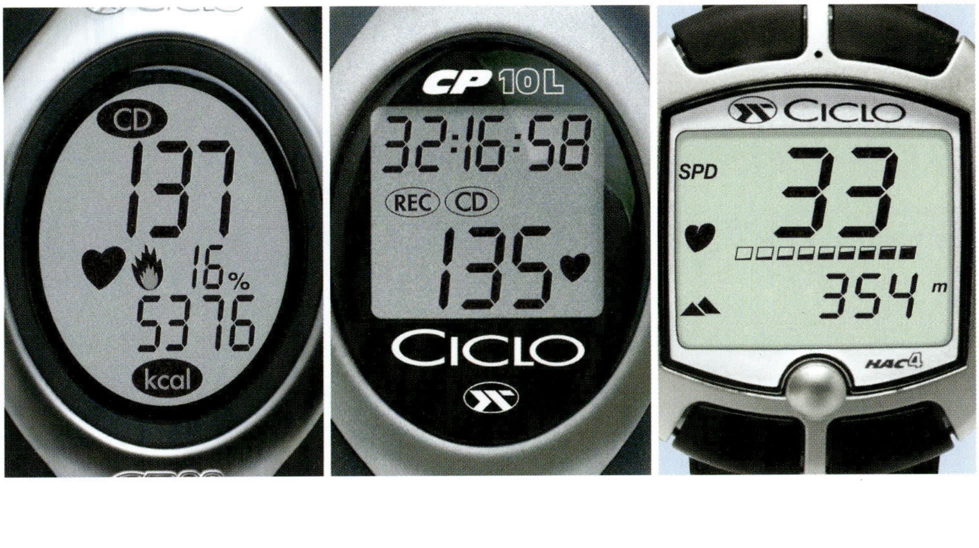

Kleine Trainingslehre – Wie reagiert der Körper auf sportliche Reize?

Eine komplette Abhandlung über die Prinzipien der Trainingslehre würde den Rahmen des Buches sprengen. Aber ein akzentuierter Überblick soll es Ihnen ermöglichen, die biologischen Vorgänge bei körperlicher Belastung nachzuvollziehen, damit Sie besser in der Lage sind, Ihren Trainingsplan selbstständig zu entwerfen.

Die Grundprinzipien der Trainingslehre zu verstehen macht es leichter, seinen Trainingsplan selbstständig zu entwerfen!

Daher möchte ich Sie natürlich gerne ermuntern, sich den Grundprinzipien der Trainingslehre anzunähern. Trotzdem habe ich am Ende dieses Kapitels nochmals ein *Fazit* »Der praktische Nutzen« (S. 33) angehängt. Dieses Fazit fasst die nachfolgend erläuterten Grundprinzipien der Trainingslehre in Verbindung mit ihren Auswirkungen für die Praxis zusammen. Gehen Ihnen die nachfolgenden sportwissenschaftlichen Ausführungen zunächst zu sehr ins Detail, so können Sie jetzt beim Fazit weiterlesen. Im Verlaufe des Buches werden Sie aber sicher feststellen, dass die so trockene Trainingslehre durch den Praxisbezug – nicht nur für einen Sportwissenschaftler – durchaus spannend und hilfreich sein kann.

Auf Belastung reagiert der Körper mit der Anpassung seiner Leistungsfähigkeit.

Der menschliche Organismus reagiert grundsätzlich auf Belastung. Ist die Belastung über eine längere Zeit höher als normal, so wird der Körper mit einer Anhebung seiner Leistungsfähigkeit reagieren. Dies ist der Zustand,

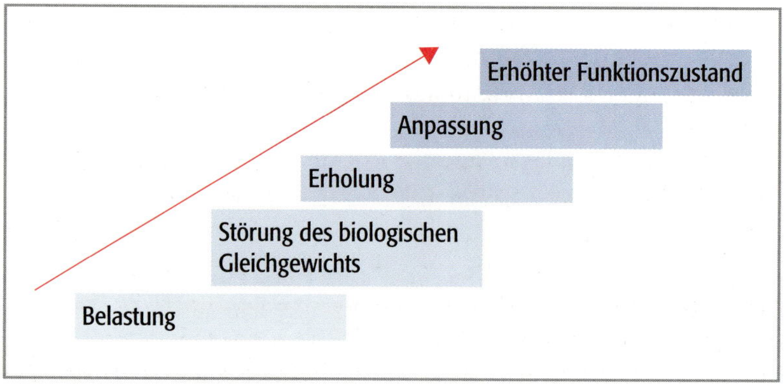

Biologische Ursache-Wirkungs-Kette (nach Grosser/Starischka/Zimmermann 2001, 14)

den wir als trainiert oder fit bezeichnen. Dieser Trainingszustand drückt sich in größerer Schnelligkeit, Kraft oder Ausdauer aus und wird bei einer gegebenen Ausdauerbelastung durch eine sinkende Herzfrequenz angezeigt. Ist die Belastung über eine längere Zeit dagegen geringer als normal, so wird der Körper mit einer Absenkung seiner Leistungsfähigkeit reagieren. So kann man das Training als biologische Ursache-Wirkungskette verstehen (siehe Grafik auf Seite 20).

Die biologischen Hintergründe der Anpassung

Grundsätzlich reagiert der Organismus bei erhöhten, überschwelligen Reizen mit einer Umorganisation seiner Arbeitsweise. Er verändert das Zusammenwirken von Nervensystem und Muskulatur (die sog. »neuromuskuläre Funktion«) und vergrößert die Kapazitäten seiner Energiebereitstellung.

Leistung erfordert Energie.

Für den Erfolg einer sportlichen Leistung ist am Ende immer auch die Frage mit entscheidend, ob der Organismus für die zu leistende Arbeit (im physikalischen Sinne) genügend Energie bereitstellen kann.

Woraus bezieht der Organismus die Energie für seine Arbeitsleistungen?

Die Energiebereitstellung für die sportliche Tätigkeit erfolgt ausschließlich in der Muskelzelle. Dabei stehen dem Körper Fette, Kohlenhydrate (die als Glykogen gespeichert werden) und Eiweiße für die Energiegewinnung zur Verfügung. Die Verstoffwechslung der gespeicherten oder durch Nahrung zugeführten Fette, Kohlenhydrate und Eiweiße führen letztendlich zur Bereitstellung von Adenosin**tri**phosphat (ATP), dem von der Muskulatur benötigten »Treibstoff«.

ATP: Energiequelle für den Muskel

ATP ist eine energiereiche Phosphatverbindung, bei deren Aufspaltung in Adenosin**di**phosphat (ADP) und Phosphat Energie freigesetzt wird und sich schließlich in einer Muskelkontraktion ausdrückt. Als schnell verfügbare Energiereserve verfügt die Muskulatur über das sog. Kreatinphosphat, dessen energiereiche Phosphatbindung, auf ADP übertragen, ATP regeneriert. Der menschliche Muskel funktioniert ausschließlich mit diesem Energielieferanten. Daher müssen alle Energiesysteme am Ende den Energielieferanten ATP bereitstellen.

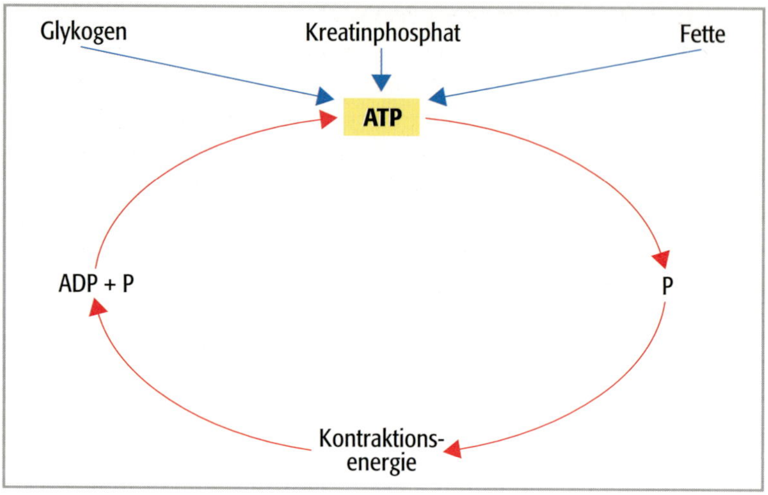

Energiedepot Mensch

Der menschliche Organismus ist ein fast unerschöpfliches Energiedepot!

In der folgenden Tabelle erhalten Sie einen Überblick darüber, wie viel Energie, die für eine sportliche Leistung relevant ist, im menschlichen Körper gespeichert ist.

Beispiel: Mann, 30 Jahre, ca. 75 kg

Energiereiche Phosphate	ca. 5 kcal
Kohlenhydrate (als Glykogen gespeichert)	ca. 1200 kcal
Fett	ca. 50000 kcal
	(kcal = Kilokalorien)

Um diese Energiereserven zu nutzen, stehen dem menschlichen Körper zwei Wege der Energiegewinnung zur Verfügung:

- die aerobe Energiebereitstellung
- die anaerobe Energiebereitstellung

Die anaerobe Energiebereitstellung erfolgt ohne Sauerstoffverbrauch und sorgt für kurzfristigen Energiegewinn bei intensiver Belastung.
Die aerobe Energiebereitstellung erfolgt mit Sauerstoffverbrauch und wird bei länger anhaltendem, stetigen Energieverbrauch aktiviert.

Energiereiche Phosphatverbindungen

Energiereiche Phosphatverbindungen sind im Muskel gespeichert. Sie werden durch Nahrungsbestandteile zugeführt und entsprechend ab- und umgebaut. Energie, die auf diesem Wege gewonnen wird, entsteht ohne Sauerstoffverbrauch. Ein Weg, der zur Bereitstellung von sehr großen Energiemengen in sehr kurzer Zeit zur Verfügung steht.

Energiereiche Phosphatverbindungen: schnelle Energielieferanten

Da bei der Energiebereitstellung über energiereiche Phosphate kein Laktat anfällt, wird sie als **anaerob-alaktazide Energiebereitstellung** bezeichnet. Laktat (Milchsäure) entsteht als Zwischenprodukt des Kohlenhydrat-Stoffwechsels.

Glykogenverbindungen

Glykogenverbindungen sind hauptsächlich in der Leber und im Muskel gespeichert und werden durch Nahrungsbestandteile, hauptsächlich Kohlenhydrate, zugeführt und entsprechend ab- und umgebaut. Energie, die über den Verbrauch von Glykogen gewonnen wird, kann sowohl ohne als auch mit Sauerstoffverbrauch entstehen.

Glykogen: liefert große Energiemengen für kurze bis längere Zeiträume. Entsprechend ohne oder mit Sauerstoffverbrauch.

Werden große Energiemengen in kurzer Zeit benötigt, so geschieht dies ohne Sauerstoff, also durch anaerobe Energiebereitstellung. Bei der anaeroben Energiegewinnung fällt bei intensiven Belastungen (z. B. in einem Zeitraum von ca. 40–60 Sekunden bei kurzem steilen Anstieg während einer Mountainbiketour) im Zusammenhang mit dem Abbau von Glykogen Laktat an. Das bei intensiver Muskelarbeit anfallende Laktat wird von der Muskelzelle an das Blut abgegeben und anschließend als Brennstoff weiterverwertet (so z. B. vom Herzmuskel). Entsprechend bezeichnet man die Energiebereitstellung über das Gklykogen mit Laktatanfall als **anaerob-laktazide** Energiebereitstellung.

Bei Belastungen mit Energieflussraten, die Laktatwerte von mehr als 4 mmol/l Laktat im Blut produzieren, ist die aerob-anaerobe Schwelle überschritten. Die Intensität ist dann so hoch, dass während der Belastung mehr Laktat gebildet als abgebaut werden kann. Als Folge können eine Übersäuerung der Muskulatur, Leistungsabfall und längere Regenerationszeiten eintreten.

Größere Energiemengen über einen längeren Zeitraum werden über die aerobe Form, also mit Sauerstoffverbrauch, durch die sog. »aerobe Glykolyse«, bereitgestellt. Mit dem Begriff **aerobe Glykolyse** wird die Verstoffwechselung von Glykogen unter Sauerstoffverbrauch bezeichnet. Da hierbei kein Laktat anfällt, nennt man sie **aerob-alaktazide** Energiebereitstellung.

Fette

Fette sind die besten Energielieferanten bei lang andauernder Belastung.

Fette sind hauptsächlich im Unterhautfettgewebe gespeichert. Sie sind als Energiedepot praktisch unerschöpflich und spielen damit im Sport eine umso größere Rolle, je länger die sportliche Belastung dauert (z. B. beim Marathon). Die Energiegewinnung auf Basis des Fettstoffwechsels geschieht unter Sauerstoffverbrauch.

Eiweiße

Eiweiße spielen für die Energiegewinnung keine entscheidende Rolle.

Sie spielen hauptsächlich im Baustoffwechsel – sprich für den Sport: Muskelaufbau –, weniger im Betriebsstoffwechsel eine Rolle.

In Abhängigkeit von der Art der Beanspruchung wird also jeweils ein dominantes Energie lieferndes System im Vordergrund stehen:

Bei hochintensiven kurzen Belastungen:
Anaerob-alaktazide Energiebereitstellung

Bei submaximalen kürzeren Belastungen:
Anaerob-laktazide Energiebereitstellung

Bei mittleren Belastungen über eine längere Zeit:
Aerob-alaktazide Energiebereitstellung auf Basis der Glykolyse

Bei niedrigen Belastungen über eine lange Zeit:
Aerob-alaktazide Energiebereitstellung auf Basis des Fettstoffwechsels

Möchte ein Sportler Gewicht reduzieren, so bieten sich daher niedrige Belastungen über einen langen Zeitraum an. Damit aktiviert er seinen Fettstoffwechsel am effektivsten.
Möchte ein Sportler gezielt seine Ausdauerleistung z. B. für einen Marathon trainieren, so wird er sowohl Trainingsformen mit mittleren, als auch mit niedrigen Belastungsformen über eine lange Zeit wählen. Denn er möchte im Schwerpunkt die aerobe Energiebereitstellung verbessern, sowohl auf Basis der Glykolyse, als auch auf Basis des Fettstoffwechsels.

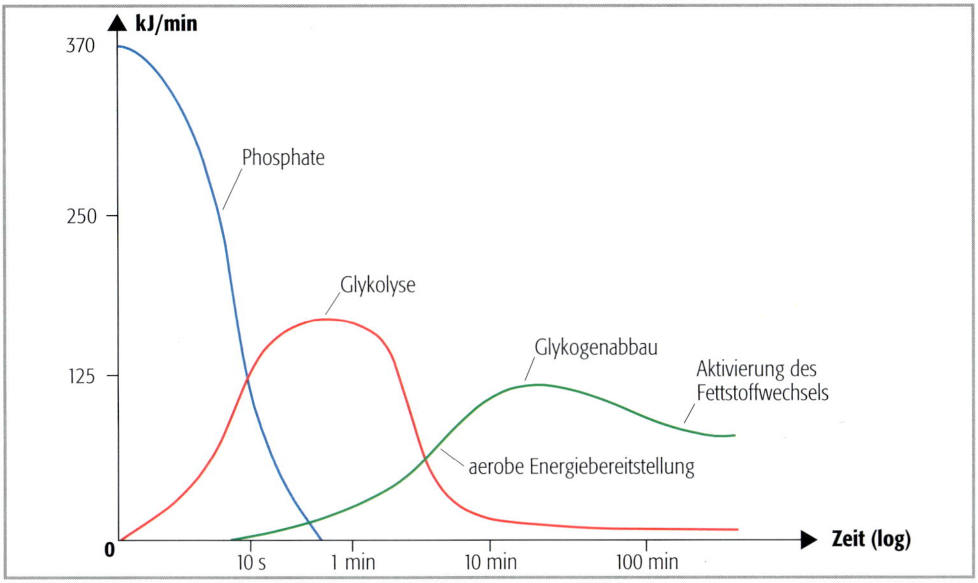

Formen der Energiebereitstellung (nach Badtke 1999, 71)

Es ist ein weit verbreiteter Irrtum zu glauben, man spreche ausschließlich einen Energiegewinnungsprozess an, wenn man in einem dieser Bereiche trainiert. Vielmehr ist richtig, dass der Körper dann im Schwerpunkt auf die jeweilige Form der Energiebereitstellung zurückgreift, sich die Systeme aber laufend gegenseitig ergänzen und unterstützen. Es handelt sich hierbei also um einen dynamischen Prozess. Unter diesem Gesichtspunkt ist auch die obige Grafik zu verstehen.

Die vier Anpassungsstufen

Der Körper braucht Zeit, um fit zu werden!

Die Art der Energiegewinnung ist also abhängig von der Art der sportlichen Aktivität und dem dafür benötigten Energieverbrauch. Ein kurzer Sprint etwa wird wenig dabei helfen, Gewicht zu reduzieren, da der Fettstoffwechsel hierbei, wie beschrieben, zur Energiegewinnung nicht herangezogen wird. Um gezielt trainieren und auf die Art der Energiegewinnung Einfluss nehmen zu können, ist daher ein entsprechender Trainingszustand bzw. die richtige Kondition erforderlich. Der menschliche Organismus benötigt einige Zeit, um sich diesen erhöhten Anforderungen anzupassen. Die Pulsuhr dient dabei als Gradmesser. Die Anpassung geschieht in vier Stufen:

Die Anfangsphase ist der erste und unerlässliche Schritt auf dem Weg zum Erfolg.

Stufe 1: 1.–10. Tag (entspricht 4–5 Trainingseinheiten)

Kennzeichen:

- Veränderung der motorischen Steuerprogramme
- verbesserter Bewegungsablauf
- Ermüdung tritt später ein
- Energieversorgung belasteter Muskelgruppen verbessert sich
- der Muskel beginnt sich langsam den sportlichen Anforderungen anzupassen

Sie werden allenfalls bemerken, dass Ihnen gegen Ende dieser Phase der Trainingsbeginn nicht mehr so schwer fällt und Sie schneller in die Bewegung hineinfinden.
Für jeden Einsteiger in ein neues Sportprogramm bedeutet das: Er muss diese erste Stufe durchhalten, um erste subjektiv wahrnehmbare Erfolgsmeldungen von seinem Körper erhalten zu können.

Die Stabilisation der Pulswerte lässt sich bereits nach den ersten zehn Trainingseinheiten feststellen.

Stufe 2: 11.–20. Tag (entspricht weiteren 5–6 Trainingseinheiten)

Kennzeichen:

- Vergrößerung der Energiespeicher

Der anhaltende Mangel im Organismus, bedingt durch die körperliche Beanspruchung, bewirkt eine Zunahme und Umverteilung des Energiespeichers.
In der Anpassungsstufe 2 werden Sie anhand Ihrer Herzfrequenz feststellen, dass das Belastungsempfindungen weiter abnimmt, und können unter Umständen auch einen langsameren Anstieg der Herzfrequenz bei Belastung registrieren. Bei Belastungsbeginn bzw. kurze Zeit danach (nach ca. 3 min) werden Sie eine bessere Stabilisation Ihrer Pulswerte beobachten können.

Zwischen der dritten und vierten Trainingswoche langsamer treten!

Stufe 3: 21.–30. Tag (entspricht weiteren 5 Trainingseinheiten)

Kennzeichen:

- Optimierung des muskulären Systems und des Stoffwechsels entsprechend den Belastungen

Zwischen der dritten und vierten Trainingswoche ist eine sensible Phase erreicht. Es empfiehlt sich daher, die Trainingsbelastung in der dritten Woche zurückzunehmen, um auf diese Art eine günstigere Anpassung in der vierten Woche zu erreichen. Aus diesem Grund sollte die Zahl der Trainingseinheiten in dieser Stufe auch nicht weiter ansteigen. Die Reaktionen aus Anpassungsstufe 2 bezüglich der Herzfrequenz stabilisieren sich. Zudem stellt sich ein schnellerer Rückgang der Herzfrequenz nach der Belastung ein.

Stufe 4: 31.–40. Tag (entspricht weiteren 6–7 Trainingseinheiten)

Nach vier bis fünf Wochen Training hat sich die Belastungsherzfrequenz entscheidend reduziert.

Kennzeichen:
- Konsolidierung der muskulären Systeme und des Stoffwechsels

Ist diese Phase abgeschlossen, so reduziert sich nachweislich (anhand Laktat- und Herzfrequenzmessungen) der Energiebedarf für gegebene Belastungen.
In dieser Stufe wird in der Regel bereits ein sichtbarer Rückgang der sog. »Belastungsherzfrequenz« zu verzeichnen sein. Der Sportler wird nun z. B. die gleiche Laufstrecke mit der gleichen Geschwindigkeit wie beim Einstieg ins Lauftraining absolvieren und eine sichtbar niedrigere Herzfrequenz feststellen können. Oder er läuft diese Strecke im gleichen Herzfrequenz-Bereich und wird feststellen, dass er für die Strecke weniger Zeit benötigt.

Somit erhält der (Wieder-)Einsteiger spätestens nach 15 – 20 Trainingseinheiten über die Herzfrequenz-Messung auch objektiv nachweisbare Erfolgserlebnisse!

Die Trainingsprinzipien

Prinzip des wirksamen Belastungsreizes

Nur gezielte Belastungen steigern die Leistung!

Damit eine Anpassungsreaktion ausgelöst wird, muss eine Reizschwelle überschritten werden. Ist die Belastungsintensität zu gering gewählt und der Trainingsreiz damit unterschwellig, so wird der Organismus nicht mit einer Leistungssteigerung reagieren. Ist die Belastungsintensität zu hoch gewählt oder folgt eine Trainingsbelastung zu schnell auf die vorange-

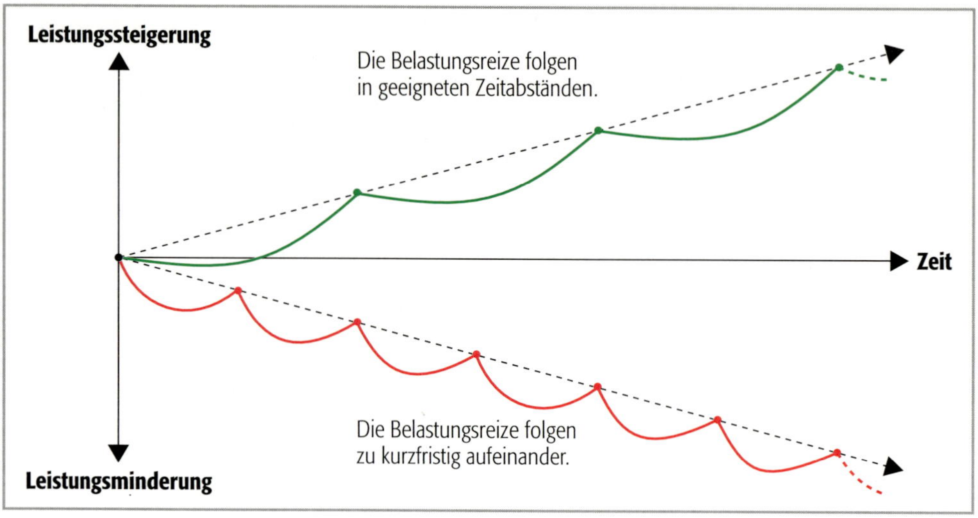

Der Superkompensationsvorgang (nach Zintl/Eisenhut 2001, 19/20)

gangene Belastung – ist der Trainingsreiz also zu hoch –, so wird es zu einer Leistungsstagnation, im ungünstigsten Fall sogar zu einer Leistungsminderung kommen. Die wahre Herausforderung im sportlichen Trainingsablauf besteht also darin, immer dann einen angemessenen Belastungsreiz zu setzen, wenn der Organismus gerade maximal auf die vorangegangene Belastung reagiert hat. Die obige Grafik veranschaulicht einen derartigen aufwärts gerichteten »Schaukelvorgang«, den man auch als **Superkompensationsvorgang** bezeichnet.

Werden die Belastungsreize jeweils zu früh gesetzt, so lässt die rechte Hälfte der Skizze erkennen, dass der Pfeil nicht nur flacher (= verminderter Anstieg des Leistungsniveaus), sondern im Extremfall sogar nach unten (= Leistungsminderung) verlaufen würde.

Die Grafik auf der gegenüberliegenden Seite zeigt die Reaktionen während und nach einem Belastungsreiz auf.

Der Körper braucht Zeit, um wieder Energie zu tanken!

Phase 1: Der Organismus wird einem Belastungsreiz ausgesetzt. Durch den Energieverbrauch sinkt das Leistungsniveau ab, eine Ermüdung tritt ein. Mit dem Belastungsende beginnt die **Phase 2:** Die Erholung und die damit einhergehenden Anpassungsreaktionen treten ein. Die Erholungs-

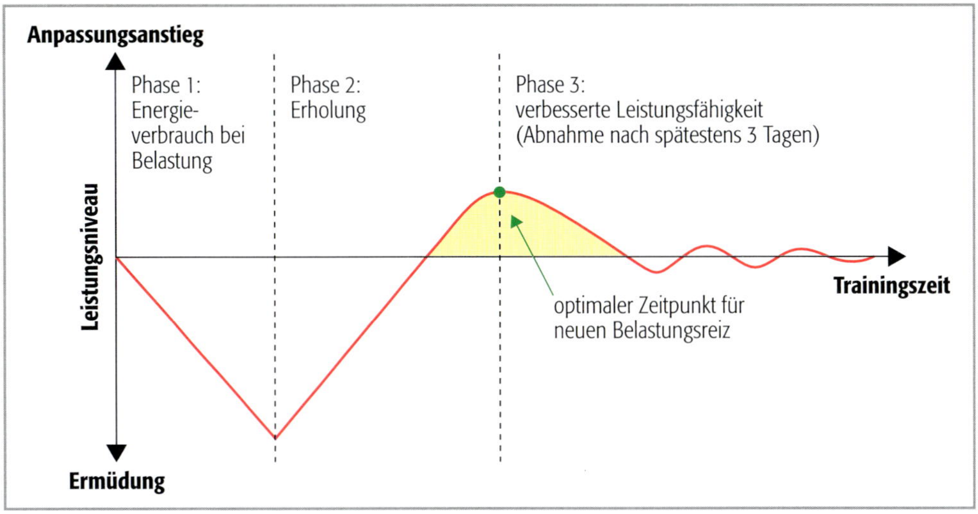

Die biologischen Anpassungsvorgänge (nach Grosser/Starischka/Zimmermann 2001, 23)

phase dauert in der Regel 2 – 3 Tage. Am Ende der Phase 2 haben die Anpassungsvorgänge zu einer verbesserten Leistungsfähigkeit des Organismus geführt. Dieser Anpassungshöhepunkt markiert den optimalen Zeitpunkt, um einen neuen Belastungsreiz zu setzen. Wird der Reiz dagegen später gesetzt, das zeigt die **Phase 3**, so hat die positive Wirkung der Anpassungsvorgänge auf den Organismus bereits nachgelassen. Die Leistungsfähigkeit wird daher nur gering gesteigert oder sie stagniert sogar.

Allerdings ist zu beachten, dass hier sehr komplexe Zusammenhänge zwischen der Erholung (Regeneration) verschiedener Systeme des Organismus und deren Superkompensationsdynamik bestehen, die es für die Gestaltung eines perfekten Trainingsplanes des Ausdauerleistungssportlers zu beachten gilt.

So dauert die vollständige Regeneration von energiereichen Phosphaten bis zu 6 Stunden. In diesem Zeitraum werden auch die Herzfrequenz, der Blutdruck, die Atemfrequenz wie auch der Säurezustand des Blutes vollständig normalisiert.

Trainieren Sie in sinnvollen Zeitabständen!

Die vollständige Auffüllung von Muskel- und Leberglykogen sowie die Regeneration von Muskeleiweißstrukturen kann dagegen bis zu 36 Stunden dauern.

Regeneration / **Trainingsbelastung**	aerobe Energiebereitstellung	anaerob-alaktazide und -laktazide Energiebereitstellung	anaerob-alaktazide Energiebereitstellung und neuromuskuläre Beanspruchung
Laufende Regeneration	Bei 60–70%iger Intensität möglich		Bei Belastungen unter 6 Sek. nach 60–90 Sek. Pause möglich
90–95%ige Regeneration	Nach 6–8 Stunden (Intensität 75–90%)	Nach 6–10 Stunden	Nach ca. 10 Stunden
Vollständige Regeneration	Nach 12–24 Stunden (Intensität 75–90%)	Nach 24–36 Stunden	Nach 36–48 Stunden
Anmerkung: Bei sportlichen Anfängern und wenig Trainierten können sich die angegebenen Zeiten verdoppeln.			

Dauer des Regenerationsprozesses (nach Grosser/Starischka/Zimmermann 2001, 24)

Damit sind wir im Zusammenhang mit der Regeneration schon beim nächsten Trainingsprinzip:

Prinzip der optimalen Gestaltung von Belastung und Erholung

Wie bereits gesagt besteht ein sehr komplexer Zusammenhang zwischen dem wirksamen Belastungsreiz und der Gestaltung der Pausen und Erholungszeiten. Gerade für den Anfänger ist dieser Gesichtspunkt von Bedeutung, da sich die Erholungszeiten für Neueinsteiger verdoppeln können.

Ein wirksamer Belastungsreiz nutzt sich natürlich über die Dauer eines langfristig angelegten Trainingsprozesses ab. Er wird unterschwellig und ist somit nicht mehr wirksam. Der Trainingsreiz muss deshalb in bestimmten Intervallen immer wieder erhöht werden. Diese Vorgehensweise wird als »**progressive Belastungssteigerung**« bezeichnet.

Die progressive Belastungssteigerung kann durch Veränderung der Belastungskomponenten erreicht werden. Entweder durch Verlängerung der Dauer einer Trainingseinheit (man läuft statt 45 min eine Stunde) oder durch Erhöhung der Intensität (man läuft mit höherem Tempo 45 min lang).

Fazit: Einmal mehr wird deutlich: Nur über Training zu reden oder ein bisschen zu trainieren hilft genauso wenig weiter wie der Versuch, alles Versäumte in einer Trainingseinheit oder zu kurz aufeinander folgenden Trainingseinheiten nachholen zu wollen.

Die Erhöhung der Anzahl der Trainingseinheiten (TE) pro Woche (statt bisher mit zwei TE trainiert man jetzt mit drei TE pro Woche) bezeichnet man als »allmähliche progressive Belastungssteigerung«. Sie ist für den gesundheitsorientierten Ausdauersport zu empfehlen, da Überbelastungen schneller bemerkt und somit vermieden werden können. Spitzenbelastungen stellen immer auch eine psychische Belastung dar und können unter Umständen eine verzögerte und verlängerte Regenerationsphase nach sich ziehen. Nicht selten kommt es dabei auch zu Frustrationsmomenten, die sich durch gezielte Belastungssteigerungen leicht umgehen lassen.
Im Leistungsbereich wird darüber hinaus auch die »sprunghafte progressive Belastungssteigerung« eingesetzt. Dabei werden beispielsweise gleichzeitig die Dauer der Trainingseinheit und ihre Intensität erhöht.

Prinzip der Variation der Trainingsbelastung

Nicht minder wichtig für den Freizeitsportler ist das Trainingsprinzip der Variation der Belastung. Damit ist nicht gemeint, dass jeden Tag eine andere Art Training erfolgen sollte, beispielsweise an einem Trainingstag Rad fahren, am nächsten laufen und am übernächsten Trainingstag schwimmen oder skaten. Gemeint ist ein **systematischer** Wechsel der Trainingsbelastungen, der dazu dienen soll:

1. die Trainingsreizwirkung zu erhalten und
2. die psychische Ermüdung (jetzt soll ich schon wieder 45 min laufen!) zu vermeiden.

Diese Variation kann darin bestehen, das Lauftraining am Wochenende durch eine entsprechende Radtour zu ersetzen. Oder das regelmäßige Radfahren durch das Laufen zu ersetzen. Wichtig im Sinne des Trainingseffektes ist es, diese Trainingseinheit so zu gestalten, dass sie als Belastung im Trainingsplan eingeordnet werden kann. Auch hierbei ist natürlich die Pulsuhr von großer Hilfe.

Prinzip der Wiederholung und Dauerhaftigkeit (Kontinuität)

Einen ultraschnellen Weg oder einen Crash-Kurs in Sachen Fitness gibt es leider nicht. Hier führen ausschließlich Vernunft und Konstanz, sprich Kontinuität zum Erfolg Ihrer Bemühungen. Da sich unser Körper an Entlastungen leider viel schneller gewöhnt als an Belastungen, ist es auch so wichtig, dass Sie es schaffen, die Bewegung zu einem integrativen Teil Ihres Tagesablaufes zu machen (siehe dazu auch das *special* »Time-Management« (S. 62)! Während junge Menschen eine gewisse »Phase der Nachlässigkeit« durch eine intensive Trainingsphase oftmals wieder auffangen können, fällt dieses Unterfangen dem betagteren Organismus ungleich schwerer. Mit fortschreitendem Lebensalter wird die Kontinuität der sportlichen Aktivitäten immer wichtiger!

Nur regelmäßiges Training führt zum Erfolg!

Eine klassische Fehlentwicklung in Fitnessstudios hierzulande kann dieses Prinzip vielleicht am anschaulichsten verdeutlichen. Ich kenne durch meine praktische Arbeit unzählige Mitglieder in Fitnessstudios, die nach wie vor im Winter regelmäßig trainieren, aber im Sommer eine mehrwöchige Pause einlegen. Das subjektive Empfinden dieser Sportler, dass sie im Herbst »praktisch wieder bei null anfangen«, ist in Bezug auf die Leistungsfähigkeit tatsächlich der Fall. Wobei ich einschränkend dazu sagen möchte, dass diese Fitnesssportler natürlich schneller als Untrainierte ihren Trainingszustand wieder verbessern. Trotzdem ist diesen Sportlern dringend anzuraten, zumindest ein reduziertes Trainingsprogramm beizubehalten. Besonders hier gilt die Regel des langfristigen Denkens mit dem Festlegen und Bewusstmachen langfristiger Ziele.

Welches sind also die wichtigsten Erkenntnisse aus der Trainingslehre?

Fazit: Der praktische Nutzen

- Fehlende Reize durch zu wenig Bewegung führen zu einer stetigen Abnahme der allgemeinen Leistungsfähigkeit und beschleunigen damit den natürlichen Alterungsprozess.
- Eine gezielte Belastung durch regelmäßigen Sport kann diesen Alterungsprozess nicht nur verlangsamen, sondern über eine Anpassung des menschlichen Organismus zu einer Leistungssteigerung führen.
- Diese Anpassung erfolgt in vier Anpassungsstufen, was verdeutlicht, dass der bisher Untrainierte seinen Körper nicht von null auf hundert belasten kann.
- Ein Trainingsplan, der die vier Trainingsprinzipien berücksichtigt, verfolgt das Ziel, diese stufenweise Anpassung des Körpers an die neuen Anforderungen zu kontrollieren.
- Anhand der Pulsfrequenz lässt sich dieser Prozess beobachten und gezielt steuern.
- Der Körper benötigt für seine Arbeitsleistung Energie. Dabei stehen ihm unterschiedliche Formen der Energiegewinnung zur Verfügung. Die Art der Energiebereitstellung richtet sich hauptsächlich danach, wie schnell und wie lange Energie zur Verfügung stehen muss.
- Für den hier interessanten Ausdauerbereich sind zwei Energielieferanten maßgeblich, die bei einer Belastungsdauer von 10 Minuten und mehr für die Energiegewinnung herangezogen werden: Kohlenhydrate und Fette.
- Der Kohlenhydrat- oder Glykogenstoffwechsel ist Hauptenergielieferant bei Belastungen mittlerer bis hoher Intensität und kurzer bis mittlerer Dauer.
- Der Fettstoffwechsel gewinnt analog zur Länge einer Belastung an Bedeutung. Er ist somit maßgeblich für mittlere bis lange Belastungen bei niedriger Intensität. Das Fett ist der größte Energiespeicher im menschlichen Körper und praktisch unerschöpflich.
- Für den Sportler und seine anvisierten Ziele bedeutet dies ganz praktisch:
  Wer vorrangig zur Leistungssteigerung Ausdauersport treibt, sollte sich verstärkt der Verbesserung des Kohlehydratstoffwechsels widmen. Sprich: Ausdauerbelastungen mit mittlerer Intensität und mittlerer bis längerer Dauer!
  Wer dagegen im Schwerpunkt auf eine Gewichtsabnahme abzielt, sollte ein Ausdauertraining wählen, das die Fettverbrennung verstärkt aktiviert. Sprich: Ausdauerbelastungen mit einer langen Belastungsdauer, aber niedriger Intensität!
- Um die Belastungen in der Praxis richtig dosieren zu können, bedienen wir uns der Herzfrequenz. Über die Pulsuhr können wir die individuell richtigen Belastungsintensitäten jederzeit ermitteln. Womit wir bei der Trainingssteuerung angelangt wären.

Die Steuerung eines ausdauerorientierten Trainings

Der Ausflug in die Trainingslehre sollte auch verdeutlichen, dass die Gleichung »anstrengender + schneller = besser« für ein effektives Training nicht gilt. Je nach Zielsetzung kann weniger tatsächlich mehr sein.

So banal wie richtig: Weniger ist manchmal mehr – viel mehr!

Wichtig ist daher eine gezielte Trainingssteuerung über Belastungsstufen, die im ausdauerorientierten Training über die Herzfrequenz-Zonen definiert werden.

Die Herzfrequenz-Zonen

In der Literatur werden Sie unterschiedliche Einteilungen und Bezeichnungen der Herzfrequenz-Zonen finden. Oft erfolgt die Einteilung in fünf Zonen. Dabei wird die Zone 5 auch die »Rote Zone« genannt, manche sprechen von der »Warnzone«. In dieser Zone wird mit 90 – 100 % der maximalen Herzfrequenz (MHF) trainiert. Hierbei handelt es sich z. B. beim Laufen um ein rein anaerobes, auf Maximalleistung zielendes Sprinttraining. Daher spielt diese Zone für die hier behandelten Trainingsformen keine nennenswerte Rolle und wird in der Folge nicht weiter erwähnt. Für dieses Buch habe ich vier Herzfrequenz-Zonen definiert. Die nachfolgende Tabelle soll Ihnen einen Überblick über diese vier Zonen verschaffen, und zwar in Bezug auf die ausdauerorientierten Sportarten Laufen und Radfahren, die in diesem Buch besprochen werden. Dem Thema Kraftausdauer widme ich mich im Kapitel Fitnessstudio (S. 85).

Bei der Einteilung der Herzfrequenz-Zonen sollten Sie sich immer bewusst machen, dass diese Zonen natürlich fließend ineinander übergehen und keine festen Grenzen haben. In der zweiten Spalte der Tabelle habe ich zur Verdeutlichung jeweils unter den Prozentangaben ein Beispiel angeführt. In diesem Beispiel wird von einer MHF von 200 Schlägen pro Minute ausgegangen. In Spalte drei finden Sie die Schwerpunkte des zu erzielenden Trainingseffektes, wenn innerhalb der jeweiligen Zone trainiert wird. Mit

Schwerpunkt ist gemeint, dass z. B. nicht nur in Zone 1 das Herz-Kreislauf-System stabilisiert wird, sondern natürlich auch in den Zonen 2–4. Auch verbrennen Sie in der Zone 3 natürlich viel Fett. Möchten Sie aber eine möglichst optimale Relation zwischen sportlicher Belastung und hoher Fettverbrennung erreichen, ist aus der Tabelle ersichtlich, dass dafür ein Trainieren in Zone 2, der Fettverbrennungszone, am effektivsten ist.

Die wichtigen Herzfrequenz-Zonen für unser Training:

Zone	**% der MHF** (Beispiel: 100 % = 200 Schläge/min)	**Schwerpunkt des Trainingseffekts**	**Trainingsform allgemein** **beim Laufen** **beim Radfahren**
Zone 1: **Einsteigerzone**	**50–60 %** = 100–120 Schläge/min	Stabilisation des Herz-Kreislauf-Systems	**Einfache Bewegung ohne Belastungsspitzen** Walking/Gehen langsames Fahren auf dem Ergometer
Zone 2: **Fettverbrennungszone**	**60–70 %** = 120–140 Schläge/min	Hoher Fettanteil an Energiebereitstellung	**Plaudertempo** Joggen gemütliches Tourenfahren
Zone 3: **Aerobe Zone**	**70–80 %** = 140–160 Schläge/min	Steigerung Ausdauer, Verbesserung Herz-Kreislauf-System, Senkung Ruhe- und Belastungspuls	**Mittleres Tempo** bis zur Grenze, an der sprechen gerade noch möglich ist flaches Gelände, >1,5 Std.
Zone 4: **Schwellenzone**	**80–90 %** = 160–180 Schläge/min	Verschiebung der anaeroben Schwelle nach oben!	**Intensive Intervall-Methode** Schnelles Laufen Hügeliges Gelände

Die maximale Herzfrequenz beim Radfahren und Laufen ist in der Regel nicht identisch. Beim Freizeitsportler liegt die MHF beim Radfahren ca. acht bis zehn Prozent unter der MHF beim Laufen. Bei einem Ausdauerleistungssportler sind die Unterschiede der MHF seiner Sportart zu anderen Ausdauersportarten noch deutlicher. Mehr dazu finden Sie im Kapitel »Der Sport-TÜV« (S. 46).

Die Herzfrequenz-Zonen haben übrigens geschlechtsunabhängige Gültigkeit. Bezüglich der Herzfrequenz finden sich in der Sportwissenschaft keine signifikanten Unterschiede zwischen Mann und Frau.

Zone 1: Die Einsteigerzone (50–60% der MHF)

Der sanfte Einstieg schont und stabilisiert das Herz-Kreislauf-System.

Die Einsteigerzone markiert die niedrigste Belastungszone für eine sportliche Betätigung. Sie ist als Übergang in den Sport anzusehen und dient dem vorsichtigen Herantasten des (Wieder-)Einsteigers an eine sportliche Belastung. Damit soll eine anfängliche Überlastung verhindert werden. Hauptziel eines Trainings in der Einsteigerzone ist die Stabilisation des bisher untrainierten Herz-Kreislauf-Systems. Belastungen von 50 – 60 Prozent der MHF setzen Sie sich bereits unregelmäßig in vielen Alltagssituationen aus. Demgegenüber versucht der Sport, diese niedrigen Belastungen über einen längeren Zeitraum hinweg konstant und ohne Belastungsspitzen zu erzeugen. Für den Einstieg in ein Lauftraining eignet sich daher das sportive Gehen, das Walking. Beim Radfahren rate ich dem Einsteiger, die anfänglichen Trainingseinheiten auf einem Fahrradergometer zu absolvieren, weil damit – im Gegensatz zum freien Fahren – eine konstante Belastung ohne unvorhergesehene Belastungsspitzen garantiert ist.

Zone 2: Die Fettverbrennungszone (60–70% der MHF)

Ausdauersport im Plaudertempo reduziert die Fettreserven.

Der Fettverbrennungszone kommt bei Trainingsprogrammen zur Gewichtsabnahme eine besondere Bedeutung zu. Bei lang anhaltenden Belastungen mit 60 – 70 Prozent der maximalen Herzfrequenz erfolgt die Energiegewinnung in hohem Maße mit Hilfe des Fettstoffwechsels. Für diese Zone habe ich den Begriff Plaudertempo eingeführt. Das bedeutet, Sie sollten die Intensität Ihrer sportlichen Aktivität so gestalten, dass Sie sich noch problemlos mit einem Trainingspartner unterhalten können. Dies ist in der Regel beim leichten Joggen oder dem gemütlichen Tourenfahren der Fall. Selbstverständlich wirkt sich ein Training in dieser Zone auch positiv auf das Herz-Kreislauf-System aus. Dabei steht der gesundheitliche Aspekt im Vordergrund.

Zone 3: Die aerobe Zone (70–80% der MHF)

Powertraining stärkt das Herz und steigert die Ausdauer.

Ein Training in der aeroben Zone fördert besonders effektiv die Leistung Ihres Herz-Kreislauf-Systems und dient damit der Steigerung Ihrer Ausdauer. Eine Senkung des Ruhe- und Belastungspulses und eine verbesserte Regenerationsfähigkeit sind die Folge. Bei einer Belastung von 70–80 Prozent der MHF ist – im Gegensatz zur Fettverbrennungszone – kein permanentes Sprechen mehr möglich. Trotzdem sollte gelegentliches, kurzes Reden noch möglich sein.

Zone 4: Die Schwellenzone (80–90% der MHF)

Intensivintervalle fördern die längerfristige Leistungsfähigkeit.

Lang andauernde Belastungen innerhalb der Schwellenzone sind nicht möglich, da die Intensität zu hoch ist. Aber intensive Intervall-Methoden lassen ein partielles Training in der Schwellenzone zu. Dabei erreicht ein Ausdauersportler, dass er seine individuelle anaerobe Schwelle bezüglich der Belastungsintensität nach oben verschieben kann. Ein Trainierter bildet daher gegenüber einem Untrainierten bei gleicher Belastung weniger Laktat und kann das angesammelte Laktat besser verarbeiten. Der Trainierte kann damit einen Leistungsabfall bei längeren Belastungen hinauszögern und verfügt damit auch über eine bessere Regenerationsfähigkeit. Die nachfolgende Grafik verdeutlicht den Zusammenhang von Trainingszustand und Laktatbildung:

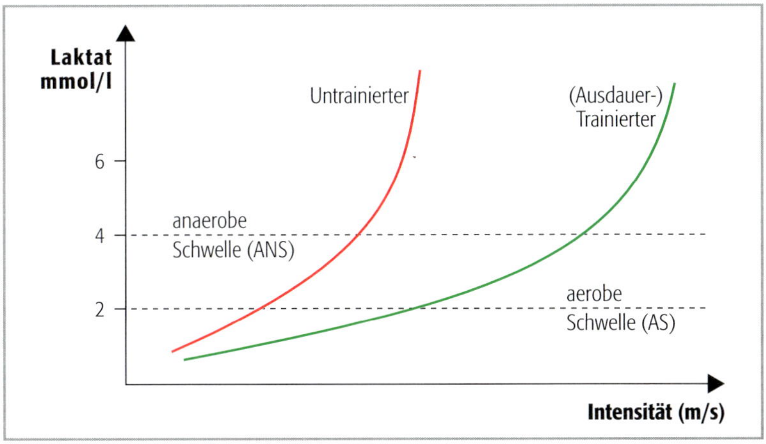

Laktatbildung in Abhängigkeit vom Trainingszustand (nach Zintl/Eisenhut 2001, 63)

Bitte seien Sie sich darüber im Klaren, dass die Herzfrequenz-Zonen keine Leistungsstufen, sondern Belastungsanpassungsstufen darstellen. Jeder Trainingsplan sollte Trainingseinheiten beinhalten, die in verschiedenen Zonen durchgeführt werden, ob der Sportler nun besser oder schlechter trainiert ist. Ein Sportler, der sowohl seine Ausdauerleistung steigern als auch Gewicht reduzieren möchte, wird in der Regel zwischen den Zonen 2 und 3, gelegentlich auch in der Zone 4 trainieren. Und als regenerative Maßnahme kann sogar eine aktive Erholung in Zone 1 im Trainingsplan sinnvoll sein.
Anhand der Trainingspläne, die ich in diesem Buch vorstelle, werden Sie erfahren, wie Sie diese Variationsmöglichkeiten innerhalb eines Trainingsplans in die Praxis umsetzen können.

Wer sich die Bedeutung der Herzfrequenz-Zonen nun deutlich gemacht hat, wird zwingend zu der Schlussfolgerung kommen:

Für ein zielorientiertes und damit effektives (Ausdauer-)Training ist die Steuerung über die Herzfrequenz elementar!

Die Herzfrequenz-Messung

Eine exakte und permanente Kontrolle der Herzfrequenz im Sport kann nur über den Einsatz einer Pulsuhr geschehen. Wir kennen zwar seit unserem Schulsport die manuelle Methode, die Pulsschläge am Handgelenk (Radialispuls) oder an der Halsschlagader (Carotispuls) zu zählen.
Diese Methode liefert aber nur in einem Fall einen annähernd exakten Wert: Wenn 60 Sekunden durchgehend in Ruhe gezählt wird, kann der Ruhepuls einigermaßen genau ermittelt werden. Ansonsten scheitert diese Methode an ihrer Ungenauigkeit – ganz besonders unter Belastung. Dies lässt sich anhand von Beispielen am besten erläutern:
Direkt nach einer sportlichen Belastung zählen Sie 6 Sekunden Ihre Pulsschläge, multiplizieren den ermittelten Wert mit 10 und erhalten damit die Pulsschlagzahl pro Minute. Aufgrund des schnellen Pulsschlages wissen Sie nicht genau, ob Sie den ersten und letzten Schlag noch mitzählen sollen oder nicht. Lassen Sie diese Schläge weg und kommen somit z. B. auf 13 Schläge, so ergibt sich ein Puls von 130 Schlägen/Minute. Zählen Sie dagegen beide Schläge mit, so kommen Sie auf 150 Schläge/Minute. Ein enormer Unterschied! Der niedrigere Messwert würde z. B. einem Sportler mit einer MHF von 200 Schlägen/Minute eine Trainingsbelastung in der Fettverbrennungszone anzeigen. Der höhere Wert liegt für diesen Sportler aber bereits in der höheren, der aeroben Zone. Ein kontrolliertes Ausdauertraining ist auf diesem Weg nicht möglich!

Herkömmliche Methoden zur Ermittlung der Pulszahl sind zu ungenau!

Auch die vermeintliche Alternative des einminütigen Zählens ist für den Belastungspuls nicht praktikabel, da sich gerade bei Ausdauersportlern der Pulsschlag innerhalb einer Minute deutlich senkt. Damit wäre auch dieses Messergebnis verfälscht.

Die computergesteuerte Herzfrequenz-Messung wurde zunächst in der Medizin angewandt. Mit teuren

Fazit: Entscheidend für eine effektive Trainingssteuerung ist die Genauigkeit, mit der sich die Herzschlagzahl ermitteln lässt. Eine verlässliche Genauigkeit garantieren dabei nur Herzfrequenz-Messgeräte. Bei der Pulsuhr wird die Herzfrequenz über ein kurzes Intervall sehr genau ermittelt. Man kann von einer sich den Ergebnissen eines EKG (Elektrokardiogramm) annähernden Genauigkeit ausgehen.

Die Herzfrequenz-Messung: Von der Medizin über den Leistungssport zum Freizeitsport!

Geräten wird über das EKG beim Facharzt der Leistungs- bzw. Gesundheitszustand des Herz-Kreislauf-Systems überprüft.
Im Laufe der Zeit hat dann der Leistungssport die Herzfrequenz-Messung als Methode zur Trainingskontrolle entdeckt. So konnten Trainer, Ärzte und Sportler erstmals objektiv Leistungsdefizite erkennen, um daraufhin entsprechende Trainingsmaßnahmen ergreifen zu können. Und erhielten damit natürlich auch einen objektiven Nachweis über den Erfolg bzw. Misserfolg ihres Trainingsprogramms. Die Trainingswissenschaft hatte nun Erklärungsmöglichkeiten dafür, wieso z. B. der Belgier Eddie Mercx seiner Zeit der erfolgreichste Radprofi der Welt war: Der fünfmalige Tour-de-France-Sieger verfügt über ein Sportherz mit einem nahezu unfassbaren Leistungsvermögen. Leider konnten seine physischen Daten zu jener Zeit noch nicht lückenlos dokumentiert werden, so dass sich die Entwicklung seines Sportherzens wissenschaftlich nicht mehr eindeutig nachvollziehen lässt. Bei einem Jan Ullrich oder Lance Amstrong wird die Sportwissenschaft alle dazu notwendigen Daten zur Verfügung haben und die Entwicklung des Herz-Kreislauf-Systems bei diesen herausragenden Ausdauerleistungssportlern genauestens analysieren können. Natürlich auch mit dem Ziel, die daraus gewonnenen Erkenntnisse dem Leistungssport ebenso wie dem Freizeitsport zur Verfügung stellen zu können.

Die Pulsuhr

Wollte ein Freizeitsportler noch vor 20 Jahren mit einer konsequenten Herzfrequenz-Kontrolle trainieren, dann war dies einerseits mit einem hohen zeitlichen, hauptsächlich aber mit einem hohen finanziellen Aufwand verbunden. Und einfach zu handhabende Messgeräte gab es schlichtweg nicht.

Pulskontrolle: heutzutage einfach und relativ günstig

CicloSport und andere Firmen haben seitdem ihre Forschung und Entwicklung darauf ausgelegt, allen Sportlern, aber besonders auch dem Freizeitsportler, ein jederzeit einsetzbares Herzfrequenz-Messgerät zu einem erschwinglichen Preis anbieten zu können. Das Ergebnis intensiver langjähriger Bemühungen sind Pulsuhren, die dem klassischen EKG an Genauigkeit praktisch gleichkommen, zusätzlich aber beim täglichen Sporttreiben eingesetzt werden können und daher jedem die Möglichkeit der

permanenten Kontrolle eröffnen. Und darüber hinaus kaum mehr kosten, als eine normale, einfache Armbanduhr, deren Funktion – die Anzeige der Uhrzeit – sie im Übrigen ebenfalls aufweisen.
Inzwischen gibt es in Deutschland ein breites Angebot an Pulsuhren, was auch zeigt, dass die Nachfrage besonders in jüngster Zeit stetig zugenommen hat. Von den einfachsten und günstigsten Produkten mit Minimalfunktionen bis hin zum teuren High-Tech-Computer ist alles auf dem Markt zu bekommen.
Ich werde mich in diesem Buch auf Pulsuhren der Firma CicloSport beziehen. CicloSport ist eine in Krailing bei München angesiedelte deutsche Firma, die es sich seit über 20 Jahren zum Ziel gesetzt hat, intelligente Informationssysteme für die große Zahl an Freizeit- und Leistungssportlern zu entwickeln. Begonnen hat CicloSport – wie der Name bereits erahnen lässt – mit der Entwicklung von Fahrradcomputern und hat sich inzwischen als einer der innovativsten Hersteller von Herzfrequenzmessern, Höhenmessgeräten und Fahrradcomputern einen Namen gemacht.

Interessant für dieses Buch ist dabei nicht nur die Tatsache, dass CicloSport eine breite Produktpalette – vom Einstiegsmodell bis hin zum digitalen High-Tech-Computer – anbietet. Besonders die übersichtliche und damit einfache Bedienung sowie ein ausgezeichnetes Preis-Leistungsverhältnis – sprich: gute Uhren zu günstigen Preisen – ermöglichen gerade dem Einsteiger und Freizeitsportler, das computerunterstützte Herzfrequenz-Training durchführen zu können. Nachfolgend werde ich Ihnen exemplarisch zwei Pulsuhren von CicloSport, die CP 8 und die CP 10L, vorstellen, deren Funktionen die Anforderungen innerhalb der beschriebenen Trainingspläne erfüllen. Es versteht sich natürlich von selbst, dass Sie dieses Training auch mit anderen Pulsuhren durchführen können.

Die Ausrüstung

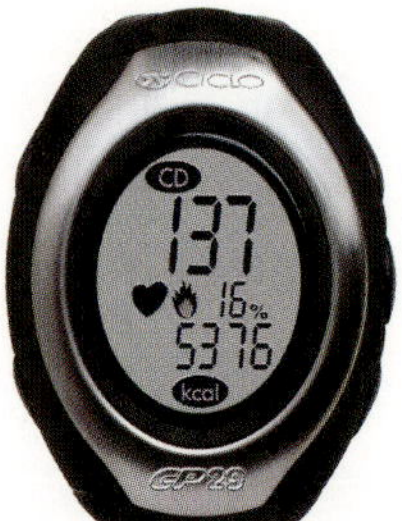

CicloPuls CP 29

Zur Ausrüstung einer Pulsuhr gehören die Uhr mit Armband und ein Sendegurt mit elastischem Brustgurt, der für jeden Brustkorbumfang individuell verstellbar ist. Bei den nachfolgend beschriebenen Modellen von CicloSport gehört auch der Lenkerhalter zur Standardausrüstung.
Die Pulsuhren von CicloSport tragen jeweils das Kürzel CP, das für CicloPuls steht. Darüber hinaus hat CicloSport im Jahr 2001 die Namen seiner Modelle nach der Anzahl seiner Funktionen strukturiert und einige Modelle daher umbenannt. So kann jeder anhand der Bezeichnung das Modell einordnen.

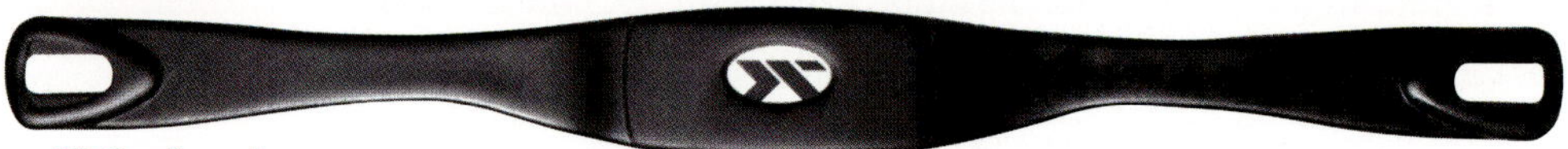
CP-Sendegurt

Beispiel: Die CP 8 ist eine Pulsuhr mit 8 Funktionen, die CP 29 demnach eine deutlich höherwertige Pulsuhr mit insgesamt 29 Funktionen.

CicloPuls CP 8

Funktionen:
- Herzfrequenzanzeige
- Programmierbarer Zieltrainingsbereich mit Speicherfunktion
- Optischer Alarm bei Nichteinhaltung des Trainingsbereichs
- Akustischer Alarm bei Nichteinhaltung des Trainingsbereichs
- Durchschnittliche Herzfrequenz
- Maximale Herzfrequenz
- Stoppuhr
- Uhrzeitanzeige im 12- bzw. 24-Stunden-Format.

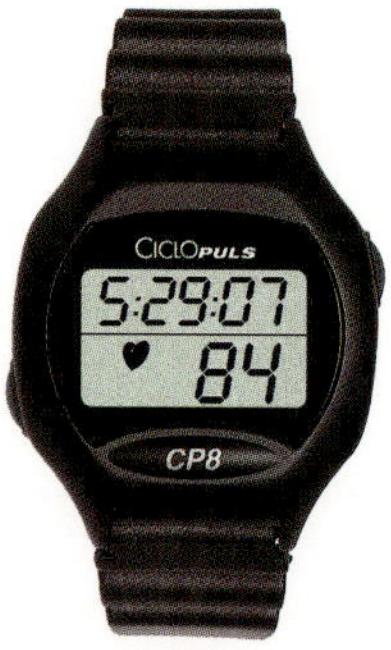

CicloPuls CP 8

Wer sich als Freizeitsportler erstmals eine Pulsuhr zulegen möchte, ist mit der **CP 8** bestens beraten. Mit nur zwei Einstellungstasten und einem **großen, übersichtlichen Display** lässt sich diese Uhr in einfachen Schritten und nur wenigen Minuten einstellen. Wichtig ist vor allem die Möglichkeit, den **Zieltrainingsbereich** einzugeben. Möchten Sie ein Training in der Fettverbrennungszone (60–70% der MHF) absolvieren, so können Sie Ihren unteren Grenzwert, also 60 % Ihrer MHF, und den oberen Grenzwert, 70% Ihrer MHF, eingeben. Trainieren Sie, wie gewünscht, innerhalb dieser Grenzen, so wird Ihre Herzfrequenz normal angezeigt. Unter- oder überschreiten Sie die Grenzwerte, so zeigt Ihnen die CP 8 – je nach Einstellung – über ein akkustisches und/oder optisches Signal (durch Blinken der Herzfrequenzanzeige) dies an.

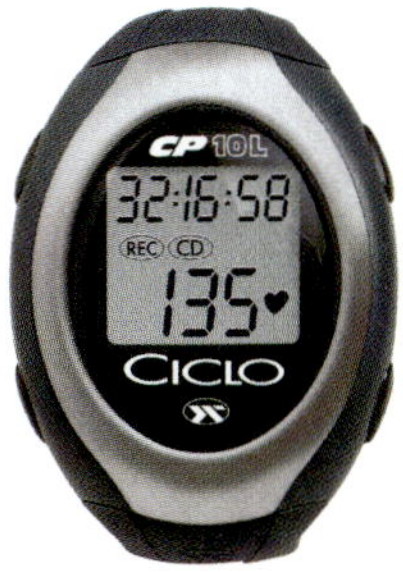

CicloPuls CP 10L

CicloPuls CP 10L

Funktionen:

- Herzfrequenzanzeige
- Programmierbarer Zieltrainingsbereich mit Speicherfunktion
- Optischer Alarm bei Nichteinhaltung des Trainingsbereichs
- Akustischer Alarm bei Nichteinhaltung des Trainingsbereichs
- Durchschnittliche Herzfrequenz
- Maximale Herzfrequenz
- Stoppuhr
- Uhrzeitanzeige im 12- bzw. 24-Stunden-Format
- Anzeige des Kalorienverbrauchs
- Countdown-Funktion

Die **CP 10L** verfügt nicht nur über alle Funktionen der CP 8, sondern über zwei weitere Funktionen. Gesundheitssportler, die ihr Gewicht kontrollieren wollen, können mit dieser Uhr den **Kalorienverbrauch** jeder Trainingseinheit messen. Zudem gibt es die Möglichkeit der **Countdown-Funktion.** Damit können Sie die Dauer Ihrer Trainingseinheit, z. B. 60 Minuten Laufen, eingeben und die Uhranzeige wandert von 60 Minuten abwärts. Damit wissen Sie stets auf einen Blick, wie lange Sie noch trainieren müssen. Für viele Athleten ist diese Form der Zeitanzeige motivierender. Zudem hat der Sportler sein Ziel damit klar definiert und ist eher in der Lage, dieses auch zu erreichen.
Die CP 10L verfügt über ein **robustes Gehäuse** und zusätzlich – das L im Namen weist darauf hin – über ein **beleuchtbares Display.**

CP 8 und CP 10L sind analoge Modelle, die über eine technische Übertragungsweite von ca. 80 cm verfügen. Sie sind für den durchschnittlichen Freizeitsportler absolut ausreichend, um ein gezieltes, herzfrequenzgesteuertes Training absolvieren zu können. Um Ihnen aber das gesamte Spektrum an Pulsuhren vor Augen führen zu können, möchte ich im nachfolgenden *special* noch auf die digitale Übertragungstechnik »DWT« eingehen. Sie bietet besonders für den Gesundheits- und den Leistungssport erweiterte Einsatzmöglichkeiten.

special: Die digitale Übertragungstechnik »DWT«

Auf dem neuesten Stand der Technik: digitale Pulsuhren

Als weltweit erste Firma hat CicloSport im Jahr 2001 mit den Modellen CP 23 (damals noch unter dem Namen CP 11) und CP 29 (ehemals CP 12) digitale Pulsuhren auf den Markt gebracht. DWT heißt diese Übertragungstechnik und steht für **D**igital **W**ireless **T**ransmission, die über ein digitales Frequenzband erfolgende, kabellose Übertragung von Datensätzen. Bei analogen Modellen erfolgt die Übertragung per Sendegurt lediglich über Impulse. DWT dagegen ermöglicht eine dem EKG identische Übertragungsform, da die Berechnung der Herzfrequenz nicht – wie bei analogen Modellen – in der Uhr mit Hilfe einer Mittelwertreihe, sondern direkt im Gurt geschieht. Der errechnete Wert wird dann komplett als Zahlenpaket zur Uhr übertragen und dort angezeigt. Die sonst übliche »Glättung« der Werte findet somit nicht statt. Trotzdem sei an dieser Stelle angemerkt, dass analoge Uhren jedem gesunden Sportler ausreichend genaue Werte ermitteln.

Die digitale, kabellose Übertragung weist noch weitere Vorteile auf:

- **Störungsunempfindlichkeit**

DWT ist nicht nur durch die Codierung, sondern gerade durch das digitale Frequenzband störungsunempfindlich. Damit werden Übertragungsstörungen durch andere Pulsuhren ebenso verhindert wie solche durch elektromagnetische Felder (Handys, Autos, S-Bahnen, Beleuchtungen, Generatoren in elektronischen Sportgeräten etc.) evtl. hervorgerufene.

- **Größere Reichweite**

Die Übertragungsreichweite beträgt bei DWT mindestens 2 – 3 Meter. Damit ist eine exakte Übertragung auch bei extrem ausladenden Bewegungen, wie sie z. B. beim Skilanglauf oder Rudern vorkommen, gewährleistet. Mit DWT ist es rein technisch sogar möglich, über Distanzen von bis zu 300 Metern zu übertragen.
CicloSport hat eine zukünftige Einsatzmöglichkeit von DWT im Sport schon einmal beim Biathlon getestet. Dabei konnte die Herzfrequenz der Athleten bei der An- und Abfahrt sowie beim Schießen selbst ermittelt werden – wichtige Daten für Trainer und Sportler. Und vielleicht werden wir diese Werte ja zukünftig auch bei Live-Übertragungen im Fernsehen als Zusatzinformation erhalten.

◆ **Langlebige Batterie**

Obwohl man die Batterie selbst wechseln kann: Bei einer Lebensdauer von ca. 7 Jahren ist dies fast nicht mehr nötig!

◆ **Cardio Training Security (CTS)**

Eine digitale HF-Uhr kann für Reha-Sportler lebenswichtig sein!

Einen besonderen Nutzen bietet die digitale Übertragungstechnik DWT für das Herz-Kreislauf-Training in Fitnessstudios. Denn DWT ermöglicht eine simultane Verarbeitung von bis zu 20 Herzfrequenz-Signalen. Das bedeutet, dass z. B. ein Fitnesstrainer bei einer Spinningstunde über einen Computer die Herzfrequenz von bis zu 20 Trainierenden kontrollieren kann. Damit verfügt der Übungsleiter über eine perfekte Trainingskontrolle. Diese Innovation von CicloSport trägt den Namen Cardio Training Security (CTS) und eröffnet speziell dem Gesundheitssport geradezu lebenswichtige Kontrollmöglichkeiten. Der Übungsleiter im Rehabilitationssport (z. B. für Patienten nach einem Herzinfarkt) hat damit beste Möglichkeiten, die Trainingsbelastung für jeden einzelnen Reha-Sportler zu jeder Zeit zu kontrollieren. Mit dem CTS lassen sich somit gesundheitsgefährdende Überbelastungen bei Reha-Sportlern entscheidend minimieren. CTS wird somit zur doppelten Rückversicherung: Sowohl der Patient, als auch der im Falle eines Unfalls haftende Übungsleiter genießen durch CTS einen zusätzlichen Schutz.

Bei digitalen Top-Modellen lassen sich über einen längeren Zeitraum Daten auf dem Computer speichern, um positive wie negative Entwicklungen am geschädigten Herz-Kreislauf-System erkennen zu können. Die Kontrolle ist damit sowohl kurz- als auch langfristig vorhanden.

Dem Gesundheits- oder Leistungssportler sollten die weit reichenden Vorteile einer Pulsuhr mit digitaler Übertragungstechnik eine Anschaffung wert sein. Aber auch im Freizeitsport gehört der digitalen Übertragungstechnik mit Sicherheit die Zukunft. Denn bereits jetzt sind Pulsuhren mit digitaler Übertragungstechnik durchaus erschwinglich.

Der Sport-TÜV – Sind Sie fit für den Sport?

Lassen Sie Ihren Gesundheitszustand überprüfen!

Bevor es losgeht, sollte der motivierte Sportler – ob Neueinsteiger oder Comebacker – seinen Gesundheitsstatus überprüfen lassen. Ich möchte diese Situation mit einem Oldtimer vergleichen, der über viele Jahre in der Garage geparkt war. Auch wenn dieser Oldtimer in einem Topzustand untergestellt wurde, ist er jetzt nicht ohne eine gründliche Inspektion (Werkstatt/TÜV) fahrtauglich. Das Sicherheitsrisiko, ihn ohne technischen Check zu fahren, wäre zu groß.

Ist Ihnen die Kontrolle Ihrer Gesundheit tatsächlich weniger wert als die Inspektion Ihres Autos?

Mit unserem Körper/Organismus ist dies vergleichbar. Aber oft wird aus Kostengründen der Gang zum Arzt vermieden, da reine Gesundheitsüberprüfungen in der Regel nicht von der Krankenkasse übernommen werden. Die Kosten für einen solchen Gesundheitscheck können sich zwischen 150 und 200 € bewegen – je nach notwendigem Untersuchungsumfang. Ein Kostenrahmen, der bei einer Kfz-Inspektion erwartet und akzeptiert wird!

Je genauer man die Ausgangsvoraussetzungen kennt, umso zielbewusster ist man in der Lage zu handeln und Fehler zu vermeiden. Und je umfangreicher und präziser Sie dadurch z. B. einem qualifizierten Trainer im Fitnessstudio oder in einem Verein Angaben zu Ihrem aktuellen Leistungsstand machen können, umso effektiver kann Ihr Trainingsplan gestaltet werden.

Welche Parameter sollten untersucht werden?

Bei einem derartigen Check sollte der Zustand des Herz-Kreislauf-Systems mit den Parametern Herzfrequenz und Blutdruck, die Atmung, das Blutbild, der Stoffwechsel sowie der aktive und passive Bewegungsapparat (Knochen, Gelenke, Sehnen, Bänder, Muskulatur) überprüft werden.

Für eine sinnvolle Trainingssteuerung über die Herzfrequenz sind folgende Daten von Bedeutung:

Körpergröße und Körpergewicht

Beide Körperdaten liefern im Zusammenhang mit dem Körperbau (leicht/mittel/schwer) und dem Geschlecht einen Hinweis darauf, ob Sie unter-, normal- oder übergewichtig sind. Dabei helfen Ihnen die Tabellen in Anhang 1 (S. 115) zur Einordnung.

Der Körperfettanteil

Über den Körperfettanteil erhalten Sie – unabhängig von dem Blick auf die Waage – einen objektiven Wert über Ihren körperlichen Zustand. Mit dem prozentualen Körperfettanteil lässt sich langfristig angelegtes körperliches Training in seinen Effekten auf den Organismus objektiv verfolgen. Je besser der Trainingszustand, umso geringer wird der Körperfettanteil prozentual ausfallen. Der Körperfettanteil verändert sich im Verlauf des Lebens und ist bei Männern und Frauen unterschiedlich.
Zum Beispiel ist bei einem 30–34-jährigen Mann ein Wert von 14,5 % hervorragend, ein Wert von 18 % gut. Ein mittelmäßiger Wert, der bereits auf eine reduzierte Belastbarkeit schließen lässt, liegt bei 21,5 %. Und ein Wert von 25,2 % und darüber ist als Risikowert einzustufen. Analog dazu gelten für Frauen gleichen Alters die Werte: 19,7 % = hervorragend; 22,7 % = gut; 26,4 % = mittel; über 30,5 % = Risikowert.
Einen genaueren Überblick können Sie sich anhand der Tabellen im Anhang 2 (S. 117) verschaffen.

Das Gewicht und vor allem der Körperfettanteil liefern Ihnen wichtige Eingangsdaten. Damit können Sie Ihre Teilziele (z. B. Fett abbauen) festlegen und daraufhin wesentliche Anteile Ihres Trainings auf diese Teilziele (z. B. auf die Fettverbrennung) auslegen.

Die Ruheherzfrequenz (RHF)

Die RHF gibt an, wie hoch die Basisherzfrequenz bei körperlichem Ruhezustand ist. Die Bestimmung der RHF sollte im Liegen unmittelbar nach dem Aufwachen am Morgen und in jedem Falle vor der ersten Nahrungsaufnahme ermittelt werden. In Abhängigkeit vom Alter deutet ein niedriger Wert auf einen guten, ein höherer Wert dagegen auf einen schlechten Ausdauerleistungsstand hin. So weist z. B. eine RHF von unter 60 für einen 30-Jährigen auf einen guten Trainingszustand hin, während ein Wert von über 75 einen schlechten Ausdauerzustand signalisiert.

Die maximale Herzfrequenz (MHF)

Die MHF gibt an, wie schnell das Herz bei entsprechender körperlicher Belastung maximal schlagen kann. Die maximal erreichbare Herzfrequenz sinkt mit zunehmendem Lebensalter.
Sie verändert sich jedoch auch durch entsprechendes körperliches Training und ist von Mensch zu Mensch, je nach Leistungskraft und Pumpkapazität des Herzmuskels, unterschiedlich. Eine – jedoch nur sehr grobe Orientierungsrichtlinie – für gesunde Personen bis zum 60. Lebensjahr stellt die Formel

220 – Lebensalter = MHF in S/min

dar. Die MHF kann auch von Sportart zu Sportart variieren. Dabei geht man beim Freizeitsportler davon aus, dass die MHF beim Radfahren ca. 8 – 10 Prozent unter der MHF beim Laufen liegt. Eine auf dem Laufband ermittelte MHF kann beim Freizeitsportler somit als Richtgröße für das Radfahren herangezogen werden, indem von diesem Wert 8 – 10 Prozent abgezogen werden. Umgekehrt dient eine auf dem Radergometer ermittelte MHF als Richtgröße für das Lauftraining, indem ca. 10 Prozent addiert werden.
Anders dagegen verhält es sich beim Leistungssportler: Die MHF eines Ausdauerleistungssportlers, z. B. der Radprofi oder Langstreckenläufer, kann in seiner Sportart signifikant niedriger sein als in anderen Ausdauersportarten. Daher besteht im Leistungssport die Notwendigkeit, die MHF sportartspezifisch zu bestimmen.

Anhand der aufgeführten Werte lässt sich ein zielgerichteter Trainingsplan mit Herzfrequenz-Kontrolle erstellen.

Darüber hinaus werden Parameter gemessen, die bei Nachmessungen die Verbesserung des Gesundheits- und Leistungszustands dokumentieren können:

Die maximale Sauerstoffaufnahme (VO_2max)

Die VO_2max gibt an, wie viel Sauerstoff pro Minute durch unser Blut gebunden werden kann und ist damit ein wichtiger Gradmesser für den Ausdauertrainingszustand des Organismus. Sie lässt Rückschlüsse auf die Leistungsfähigkeit des kardiopulmonalen Systems zu. Am Ende der Belastungsreaktionen des Körpers wirkt sich eine geringere Sauerstoffaufnahme immer durch eine höhere Herzfrequenz aus.

Die relative Sauerstoffaufnahme (rel. VO_2max)

Die rel. VO_2max gibt die Sauerstoffaufnahme bezogen auf das Körpergewicht an. Sie wird ausgedrückt in ml/kg/min und ermöglicht den ausdauerorientierten Leistungsvergleich unterschiedlicher Personen.

		Rel. VO_2max
Untrainierte	Frauen Männer	32–38ml/kg/min 40–55ml/kg/min
Trainierte	Frauen Männer	60–70ml/kg/min 80–90ml/kg/min
Normwerte	Frauen Männer	35–38ml/kg/min 45–50ml/kg/min

Übersichtstabelle (nach Zintl/Eisenhut 2001, 56)

Der Blutdruck

Die Blutdruckwerte spiegeln die Druckverhältnisse in den Arterien wieder. In Folge der wechselnden Pumptätigkeit, speziell der linken Herzkammer, sowie der elastischen Gefäßeigenschaften verläuft der Blutdruck wellenförmig (Pulswelle). Seinen höchsten Wert erreicht er **während** der Blutaustreibungsphase der linken Herzkammer = **systolischer Blutdruck** (Normwert bei einem gesunden, untrainierten 30jährigen: 120 mm Hg). Seinen niedrigsten Wert erreicht er kurz **vor** der Blutaustreibungsphase der linken Herzkammer = **diastolischer Blutdruck** (Normwert bei einem gesunden, untrainierten 30jährigen: 80 mm Hg).

Der Blutdruck wird durch Veränderung der Gefäßelastizität mittels der Gefäßmuskulatur und der Variation der Herztätigkeit geregelt. Bei zunehmender körperlicher Belastung steigt der systolische Wert kontrolliert an. Mit zunehmendem Alter steigt der Blutdruck aufgrund des Elastizitätsverlustes ebenfalls an und mündet sehr oft in dem sog. »Altersbluthochdruck«.
Die Blutdruckwerte sind auch stark vom psychischen Zustand oder Umwelteinflüssen (Stresssituationen) abhängig. Bei trainierten Ausdauersportlern sinkt der systolische Wert des arteriellen Blutdruckes.

Der Bewegungsapparat

Wichtige Hinweise bekommt man bei einem derartigen Gesundheitscheck auch zur vernünftigen Belastung des Bewegungsapparates. Haben sich durch die körperliche Trägheit der vergangenen Jahre einige Pfunde zu viel angesammelt, kann es beim Sport – je nach Ausmaß des Übergewichts – zu erheblichen Belastungen der Gelenke kommen. Für stärker Übergewichtige bietet sich daher als Einstieg ins Training eher das Radfahren als das Laufen oder aber die Sportausübung an aeroben Geräten im Fitnessstudio bzw. am Heimtrainingsgerät an. Zumindest so lange, bis sich Ihre Muskulatur an die höheren Belastungen durch das Training angepasst hat und einen Teil der Belastungen, der auf die Gelenke wirkt, kompensieren kann. Der Körper wird es Ihnen danken!

special: Der Herz-Kreislauf-Patient

Der Herz-Kreislauf-Patient, z. B. ein Rekonvaleszent nach einem Herzinfarkt, ist natürlich zwingend angehalten, sich nur mit der ausdrücklichen Genehmigung seines behandelnden Arztes und unter ständiger Kontrolle sportlich zu betätigen. Aber Sie werden feststellen, dass die meisten Ärzte nicht nur ihre Vorbehalte gegenüber sportlicher Betätigung bei Herzpatienten abgelegt haben, sondern inzwischen sogar sehr bewusst ihre Patienten zu moderater, aber regelmäßiger Bewegung anhalten. Denn in der modernen Medizin hat sich längst die Erkenntnis durchgesetzt, dass ein Herz-Kreislauf-Patient frühestmöglich wieder aktiv werden sollte.

Der Einsatz einer Pulsuhr bei Herz-Kreislauf-Patienten ist ideal!

Eine genaue Belastungssteuerung ist dabei unerlässlich. Im klinischen Bereich geschieht dies mittels Ruhe- und Belastungs-EKG und unter Umständen auch mittels eines Langzeit-EKGs. Der Patient erhält dann unter Einbeziehung seines Blutdruckverhaltens bei Belastung genaue Hinweise vom Arzt, in welcher Herzbelastungszone er sich bewegen darf. Bei gesunden Personen ist die Konsequenz einer falschen Herzbelastung meist unproblematisch, da die Belastungsbreite des Organismus diese höhere Herzbelastung ohne Probleme zulässt. Anders bei Herzpatienten: hier ist die Belastungsbreite des Herzens durch die Vorschädigung erheblich geringer und der Herzmuskel gerät bei körperlicher Belastung erheblich schneller in Versorgungsnöte. (Die Eigenversorgung des Herzmuskels über die Herzmuskelarterien ist nicht mehr gewährleistet und bei weiter andauernder bzw. sogar ansteigender körperlicher Belastung droht ein neuerlicher Herzinfarkt.) Versorgungsprobleme können auch durch eine reduzierte Kontraktionskraft des Herzens entstehen. Durch die geringere sauerstoffreiche Blutmenge, die mit jedem Herzschlag in Umlauf gebracht wird, versucht der Organismus automatisch über eine Erhöhung der Herzschlagzahl die benötigte Sauerstoffmenge im Körper sicherzustellen. So gerät das Herz relativ schnell in den Grenzbereich seiner Belastbarkeit. Dies ist bei Personen mit reduzierter Herzleistungsfähigkeit immer mit Gefahr für Leib und Leben verbunden. Unter diesen Gesichtspunkten bietet sich ein nach Pulsuhr gesteuertes und kontrolliertes körperliches Training an. In Herz-Kreislauf-Kliniken wird in der Trainingstherapie schon lange auf diese Form der Belastungskontrolle zurückgegriffen. Der Patient lernt auf diesem Wege durch die Pulsuhr unterstützt

seine Körperreaktionen auf Belastung zu verstehen, sie zu beurteilen und besser damit umzugehen.
Das fehlende »Hineinhorchen« in den Körper hat bei den meisten Patienten ja erst zu einer Überforderung des Körpers und schließlich zum Herzinfarkt oder Ähnlichem geführt. Ich teste häufig Herz-Kreislauf-Patienten, indem ich sie auffordere, in verschiedenen Belastungssituationen jeweils ihren Puls zu schätzen. Die Abweichungen vom tatsächlichen Puls sind teilsweise beträchtlich. Bei Leistungssportlern kommen selten Abweichungen von zehn oder mehr Schlägen vor. Zur Beruhigung sei allerdings angemerkt, dass bei Sportstudenten die gleichen Probleme zu beobachten sind. Erst mit gezielten Übungsmaßnahmen entwickelt sich ihr Körpergefühl in der gewünschten Weise.
Der Herz-Kreislauf-Patient tut sich also schwer, seinem Körper die »passende Dosis an Bewegung« zukommen zu lassen. Die Frage: »Was kann ich meinem Körper aktuell zumuten?« lässt sich für viele ohne Kontrollinstrument schwer beantworten. Deshalb ist der Einsatz einer Pulsuhr bei Herz-Kreislauf-Patienten ideal.
Mit der Pulsuhr können Sie jederzeit Ihren Körper kontrollieren und lernen mit der Zeit, auf einfache Weise Ihren Körper richtig einzuschätzen.

Daher empfehle ich jedem, der eine Pulsuhr benutzt, vor dem Blick auf die Uhr den eigenen Puls zu schätzen.
Sie werden sehen, dass Sie schon bald ein kleines Erfolgserlebnis haben werden: Ihre Pulsschätzungen werden sich dem tatsächlichen Wert annähern – ein klares Zeichen, dass Sie Ihren Körper besser kennen gelernt haben.

Bringen Sie Bewegung in Ihren Alltag!

Jeder Mensch, aber ganz besonders der Herz-Kreislauf-Patient, tut gut daran, jede Bewegung im Alltag als kleine Sporteinheit zu verstehen. Nuancen im Alltagsablauf, die man bewusst ändern kann, sorgen für einen ausgewogeneren Anteil an Bewegung im täglichen Leben. Eine Möglichkeit besteht darin, das Auto – falls unvermeidlich – etwas weiter weg vom Arbeitsplatz zu parken, um zwei kleine Spaziergänge vor und nach der Arbeit einzubauen. Den gleichen Effekt erzielt man natürlich auch, wenn man mit den öffentlichen Verkehrsmitteln unterwegs ist und eine oder zwei Haltestellen früher aus- bzw. einsteigt.

Mit dem Sport-TÜV haben Sie Ihren allgemeinen Gesundheitszustand überprüft und wissen nun (hoffentlich), dass aus gesundheitlicher Sicht nichts gegen ein kontrolliertes Ausdauertraining spricht. Die ermittelten Werte geben auch einen groben Einblick in Ihren momentanen konditionellen Zustand. Jetzt sollten Sie aber zusätzlich einen Test durchführen, der Ihr Ausgangsniveau in punkto Grundlagenausdauer ermittelt.

Wie ermittle ich mein Ausgangsniveau?

Dies kann im Bereich des Freizeitsports durch die Feststellung der Erholungsfähigkeit anhand des Erholungspulses (Nachbelastungspuls) geschehen. Hierzu ist es notwendig, dass eine Ausdauerbelastung von mindestens 12 – 15 Minuten vorliegt.
Sie laufen 12 – 15 Minuten im Bereich der aeroben Zone, also in einem Herzfrequenzbereich von 70 – 80 % der MHF. Nach Belastungsende gehen Sie einige Schritte, bleiben dann stehen, kontrollieren über die Pulsuhr Ihre Herzfrequenz und ermitteln die Zeit zwischen Belastungsende und dem Zeitpunkt, an der die Herzfrequenz auf 100 Schläge/min gesunken ist.

Anhand Ihrer Testwerte können Sie nun die Intensität ermitteln, mit der Sie Ihr Training beginnen sollten:

- Haben Sie einen Wert über 5 Minuten errechnet, so ist Ihre Grundlagenausdauer stark verbesserungsbedürftig. Daher sollten Sie Ihr Ausdauertraining in jedem Falle in der Einsteigerzone bei 50 – 60 % der MHF beginnen, um sich anfänglich nicht zu überlasten. *Wert über 5 Minuten*
- Liegt Ihr Wert zwischen 3 und 5 Minuten, so verfügen Sie über eine durchschnittliche Grundlagenausdauer. Damit dürften für Sie auch Belastungen bis 70 % der MHF, also innerhalb der Fettverbrennungszone, ohne Probleme zu bewältigen sein. *Wert zwischen 3 und 5 Minuten*
- Liegt Ihr Wert unter 3 Minuten, dann – Respekt! – verfügen Sie bereits über eine gute bis sehr gute Grundlagenausdauer. In diesem Fall können Sie sich – bei Bedarf – von Beginn an in allen Herzfrequenz-Zonen bewegen. *Wert unter 3 Minuten*

Bevor wir uns nun der praktischen Umsetzung unseres Wissens widmen, möchte ich Ihnen abschließend zum Theorieteil – als kleine Motivationsspritze – noch eine Frage beantworten:

Was hat ein Ausdauertrainierter, was ein Untrainierter nicht hat?

- Alle Funktionen des Körpers laufen ökonomischer und damit effektiver und gesünder ab.
- Der Körper stellt früher von Kohlenhydrat- auf Fettstoffwechsel um! Eine höhere Ausdauerleistung ist die eine, eine verbesserte Fettverbrennung die andere Folge.
- Der gesamte aktive und passive Bewegungsapparat (Muskeln, Sehnen, Bänder etc.) ist an die unterschiedlichen Belastungsprofile angepasst. Die Folge ist eine deutlich geringere Verletzungsgefahr – auch außerhalb des Sports – und die Verringerung der Gefahr von Langzeitschäden.
- Eine niedrigere Herzfrequenz sowohl in Ruhe, als auch unter Belastung sorgt für eine ökonomischere Herz-Kreislauf-Arbeit. Damit senkt sich die Anzahl der Herzschläge im Laufe eines Lebens enorm. Eine beispielhafte Rechnung:

	Untrainierter Mann	**Trainierter Mann**
Alter	35 Jahre	35 Jahre
Wöchentlicher Trainingsumfang	Kein Sport	3x 60min Ausdauertraining Durchschnittliche HF: 150
Ruheherzfrequenz (RHF)	75 Schläge/min	55 Schläge/min
Herzschläge pro Stunde	4 500	3 300
Herzschläge pro Tag	108 000	79 200
Zusätzliche Herzschläge pro Jahr beim Sport	0	889 200
Herzschläge pro Jahr	39 420 000	32 455 800
Eingesparte Herzschläge pro Jahr		6 964 200
Eingesparte Herzschläge in 50 Jahren		348 210 000

Der trainierte Ausdauersportler spart gegenüber dem Untrainierten in diesem Beispiel ca. 350 Millionen Herzschläge in 50 Jahren ein. Eine beeindruckende Zahl!

Sie sehen also, regelmäßiges Sporttreiben lohnt sich vielfach.
Also: Packen Sie's an!

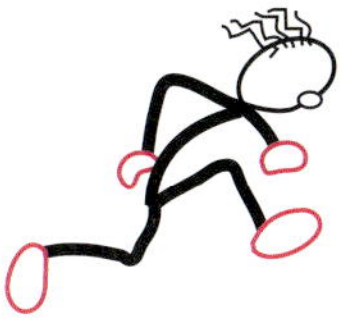

Los geht's! – Der Einsatz der Pulsuhr in der Praxis

1. Lauftraining: Walken – Joggen – Laufen

Sie werden sich beim Training an Ihrer Herzfrequenz orientieren. Trotzdem möchte ich Ihnen anhand unterschiedlicher Begriffe – speziell für den Trainingsplan »START« – ein Gefühl für die jeweils angestrebte Bewegungsgeschwindigkeit geben. Daher unterscheide ich beim Lauftraining folgende Bewegungsformen:

Walken	zügiges Gehen
Traben	langsames Lauftempo an der unteren Grenze zum Walking (z. B. beim Auslaufen)
Joggen	gemütliches Lauftempo, maximal bis Plaudertempo
Laufen	vom Joggen bis zum Wettkampftempo

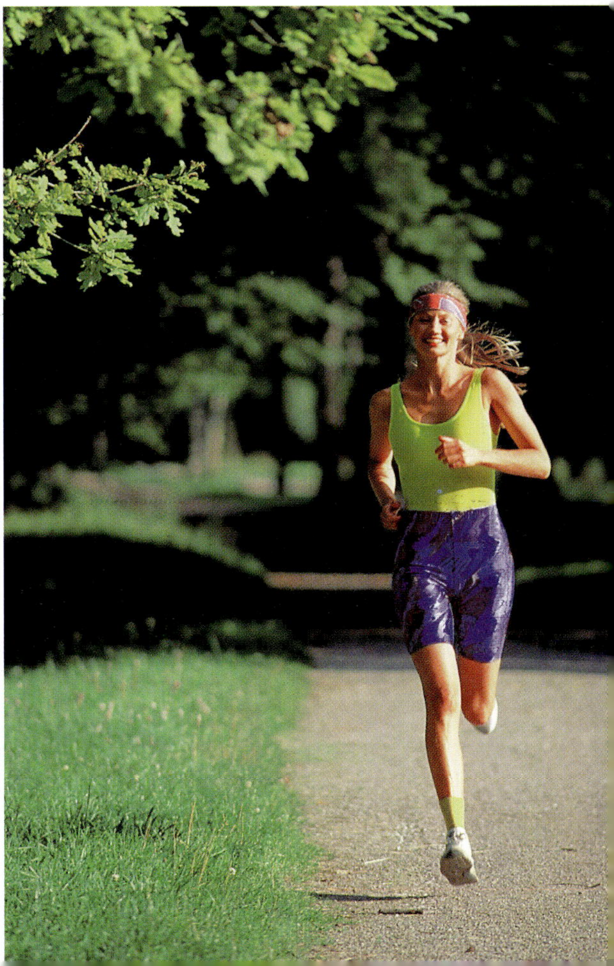

Trainingsplan »Start«

Der (Wieder-)Einstieg in den Sport!

Bei unserem ersten Trainingsplan handelt es sich um einen klassischen Einsteigerplan. Er richtet sich demnach an Personen, die entweder noch nie Sport betrieben haben oder über Jahre hinweg keinen Sport mehr ausgeübt haben und sich nun zum sportlichen »Comeback« entschlossen haben. Deshalb beginnen wir auch mit einem Trainingsplan, der nur die Sportart Laufen beinhaltet und auch vom Umfang her überschaubar ist.

Ein typischer Comebacker zum Beispiel ist Jürgen:
Jürgen ist 35 Jahre alt, arbeitet als Sachbearbeiter fast ausschließlich am Schreibtisch. In seiner Jugend hat Jürgen Fußball in seinem Heimatverein gespielt. Wie so viele hat Jürgen mit Beginn seiner Ausbildung den Vereinssport aus Zeitgründen aufgegeben. Ausdauersport hat er nie betrieben. Das erschien ihm damals zu anstrengend und langweilig. Es blieb seitdem lediglich bei sporadischen Freizeitaktivitäten: ab und zu mal Radfahren am Wochenende, Tennis im Sommer oder Skifahren im Winter. Die Hüftpölsterchen sind zwar noch durch geschickte Kleidung halbwegs zu verdecken, aber eben doch vorhanden. Und nachdem das Treppensteigen langsam beschwerlich wird, hat Jürgen sich entschlossen, wieder regelmäßig Sport zu treiben. Dafür hat er sich das Laufen auserkoren, um das Herz-Kreislauf-System zu verbessern, der weiteren Gewichtszunahme entgegenzuwirken und allgemein im Alltag fit zu sein. Jürgen hat sich informiert und erfahren, dass Ausdauertraining erst ab einer Dauer von 30 – 40 Minuten wirklich effektiv ist. Also legt er sein Ziel fest:
Ohne sich zu überlasten, möchte er in vier Wochen stufenweise dazu kommen, dass er einen 30 – 40-minütigen Dauerlauf absolvieren kann.

Jürgen
Alter: 35 Jahre
Körpergröße: 178 cm
Gewicht: 86 kg
Körperfettanteil: 23,2 %
RHF: 68 Schläge/min
MHF: 200 Schläge/min

Zunächst überlegt Jürgen, wie viel Zeit er pro Woche für das Trainingsprogramm investieren kann bzw. möchte. 1 – 2 Tage unter der Woche und ein Tag am Wochenende lassen sich mit Beruf und Privatleben gut vereinbaren. Da Jürgen die Möglichkeit der Gleitzeit in der Arbeit nutzen kann und sich in unmittelbarer Nähe seiner Wohnung ein netter Park mit angenehmen Wegen befindet, wird er die Trainingseinheiten jeweils morgens absolvieren. Passende Sportklamotten hat er, nur geeignete Laufschuhe gönnt er sich und seinem Körper.
Beim Kauf der Pulsuhr steht die einfache Bedienung und ein günstiger Preis im Vordergrund. Er entscheidet sich für die CP 8 und stellt zunächst die Uhrzeit ein. Alle weiteren Einstellungen erfolgen – nach Bedarf – vor den Trainingseinheiten.
Da er schon etliche Jahre nicht mehr beim Arzt war, gönnt sich Jürgen eine umfangreiche medizinische Untersuchung. Dabei wurden u. a. nebenstehende Werte festgestellt, die für Jürgens individuellen Trainingsplan relevant sind.

Anhand der Vergleichswerte in Anhang 1 »Gewichtstabellen« (S. 115) kann Jürgen sein Gewicht einordnen. Da ihm der Arzt einen kräftigen Knochenbau bescheinigt hat, sollte Jürgen bei einer Größe von 1,78 m zwischen 72–82 kg schwer sein. Jürgen liegt 4 kg über dem oberen Limit. Nimmt man den Mittelwert von 77 kg als Normalgewicht, so ergibt sich für Jürgen sogar ein Übergewicht von 9 kg.
Beim Körperfettanteil ist Jürgen mit seinen 23,2 % zwischen den Beurteilungen mittel und schlecht angesiedelt (siehe dazu Anhang 2 »Empfohlener maximaler Körperfettanteil«, S. 117). Was Jürgen besonders nervt: Sein Wert würde gerade mal bei einem 60-Jährigen als gut beurteilt werden!

Insgesamt bestätigen die Werte somit auch aus medizinischer Sicht, dass Jürgens Entschluss, ein regelmäßiges Ausdauertraining zu beginnen, absolut richtig und notwendig ist.

Damit hat Jürgen die nötigen Vorbereitungen getroffen und kann sich an seinen Trainingsplan machen.
Er setzt sich seine wöchentlichen Teilziele, damit er seine Trainingseinheiten (TE) besser auf die vier Wochen aufteilen kann. Da er speziell im Ausdauerbereich völlig untrainiert ist, versucht Jürgen seine Teilziele nicht zu hoch anzusetzen.

Wochenziel 1:	20 Minuten Bewegung ohne Pausen, wobei der Anteil am Joggen höher sein soll als der Anteil am Walking
Wochenziel 2:	30 Minuten Bewegung ohne Pausen, Joggen und Walken im Wechsel
Wochenziel 3:	30 Minuten Dauerjoggen im Plaudertempo
Gesamtziel:	30–40 Minuten Dauerlauf

Damit kann Jürgen Trainingsform, Trainingsumfang und Trainingsintensität, ausgedrückt über den Herzfrequenz-Bereich, festlegen.
Den gesamten Trainingsplan können Sie nachfolgend in der Übersichtstabelle ersehen. Jürgen legt zwischen den Trainingseinheiten (TE) mindestens einen und maximal drei Tage Pause ein. Deshalb gibt es keine gesonderten Angaben zu den Pausen zwischen den einzelnen Trainingseinheiten.
Auf die ersten beiden Wochen möchte ich etwas näher eingehen, um die Struktur des Trainingsplans zu erläutern. Die restlichen beiden Wochen sollten sich dann anhand des Plans von selbst verstehen.

Woche 1

Trainingsform/-umfang:

Jürgen plant zwei Lauftrainingseinheiten ein.

TE 1 Ein 20-minütiges Intervalltraining, bei dem sich eine Minute Walking (W) und zwei Minuten Joggen (JJ) jeweils abwechseln. Am Ende walkt er zwei Minuten aus, um auf seine 20 Minuten Trainingsumfang zu kommen.

TE 2 Jürgen erhöht den Anteil des Joggens gegenüber dem Walken. Eine Minute Walken (W) wechselt sich ab mit vier Minuten Joggen (4J).

Trainingsintensität/Herzfrequenz-Bereich

Jürgen trainiert in der ersten Woche in der Einsteigerzone. Daher stellt er für TE 1 und TE 2 seinen individuellen Zieltrainingsbereich auf seiner Pulsuhr ein:

Untere Grenze:	100 Schläge pro Minute (= 50 % seiner MHF)
Obere Grenze:	120 Schläge pro Minute (= 60 % seiner MHF)

Woche 2

Trainingsform/-umfang:

Jürgen plant zwei Lauftrainingseinheiten und eine zusätzliche Dehn- und Entspannungsgymnastik ein.

TE 3 Ein 30-minütiges Intervalltraining, bei dem sich eine Minute Walking (W) und fünf Minuten Joggen (5J) jeweils abwechseln.

TE 4 Jürgen möchte mit einer 20-minütigen Dehn- und Entspannungsgymnastik seine etwas verhärtete Muskulatur entspannen. Siehe dazu das Zusatzprogramm Dehn- und Entspannungsgymnstik (S. 70)!

TE 5 Jürgen erhöht den Anteil des Joggens gegenüber dem Walken in Stufen. Auf eine Minute Walken (W) folgen 5 Minuten Joggen (5J), danach wieder eine Minute Walken (W) und nun 6 Minuten Joggen (6J). Auf jeweils eine weitere Minute Walken (W) folgen zuerst 7 (7J) und dann 8 Minuten Joggen (8J).

Trainingsintensität/Herzfrequenz-Bereich

Jürgen trainiert in der zweiten Woche bereits in der Fettverbrennungszone. Daher stellt er für TE 3 und TE 5 seinen individuellen Zieltrainingsbereich auf seiner Pulsuhr ein:

Untere Grenze:	120 Schläge pro Minute (= 60 % seiner MHF)
Obere Grenze:	140 Schläge pro Minute (= 70 % seiner MHF)

Für die Gymnastik ist keine Herzfrequenz-Kontrolle notwendig.

In der dritten und vierten Woche erhöht Jürgen nochmals den Umfang und die Intensität seines Trainings.

Der komplette Trainingsplan »Start« im Überblick

Woche **TE**	**Trainingsform** **Trainingsumfang**	**Trainingsprogramm**	**HF-Bereich für die Laufeinheiten**	**Wochenziel**
Woche 1 TE 1	20 min Intervall 1 min Walken/2 min Joggen im Wechsel	WJJWJJWJJWJJWJJWJJ WW	50–60 % der MHF Einsteigerzone	
TE 2	20 min Intervall 1 min Walking/4 min Joggen im Wechsel	4J W 4J W 4J W 4J W	Jürgen: 100–120 Schläge pro Minute	20 min Bewegung ohne Pausen, mehr Anteil an Joggen gegenüber Walken
Woche 2 TE 3	30 min Intervall 1 min Walken/5 min Joggen im Wechsel	W 5J W 5J W 5J W 5J W 5J	60–70 % der MHF Fettverbrennungszone	
TE 4	20 min Dehn- und Entspannungsgymnastik		Jürgen: 120–140S/min	
TE 5	30 min Intervall 1 min Walken/5,6,7,8 min Joggen im Wechsel	W 5J W 6J W 7J W 8J		30 min Bewegung ohne Pausen Joggen/Walken im Wechsel
Woche 3 TE 6	3x 10 min Joggen mit zweimal 1 min Walken dazwischen	10J W 10J W 10J	60–70 % der MHF Fettverbrennungszone	
TE 7	2x 15 min Joggen mit 1 min Walken dazwischen	15L W 15J	Jürgen: 120–140S/min	
TE 8	30 min Joggen ohne Pause	30 min Joggen bei HF 120–140 S/min		30 min Dauerjoggen im Plaudertempo
Woche 4 *(Teil 1)* TE 9	30 min Laufen mit Variation des HF-Bereichs	10 min Laufen bei HF 130 S/min 10 min HF 150 10 min HF 130	60–80 % der MHF Fettverbrennungszone bis aerobe Zone	
TE 10	20 min Dehn- und Entspannungsgymnastik		Jürgen: 120–160S/min	*(siehe Woche 4, Teil 2)*

Woche TE	**Trainingsform Trainingsumfang**	**Trainingsprogramm**	**HF-Bereich für die Laufeinheiten**	**Wochenziel**
Woche 4 (Teil 2) TE 11	35 min Laufen mit Variation des HF-Bereichs	5 min Laufen bei HF 140 S/min 10 min HF 160 5 min HF 140 10 min HF 160 5 min HF 140	60–80 % der MHF Fettverbrennungszone bis aerobe Zone Jürgen: 120–160 S/min	
TE 12	40 min Dauerlauf	40 min Laufen bei HF 140 S/min		30–40 min Dauerlauf

Anhand der TE 12, der letzten Trainingseinheit, möchte ich mit einer Grafik verdeutlichen, wie der Verlauf der Herzfrequenz während einer Trainingseinheit aussehen sollte:

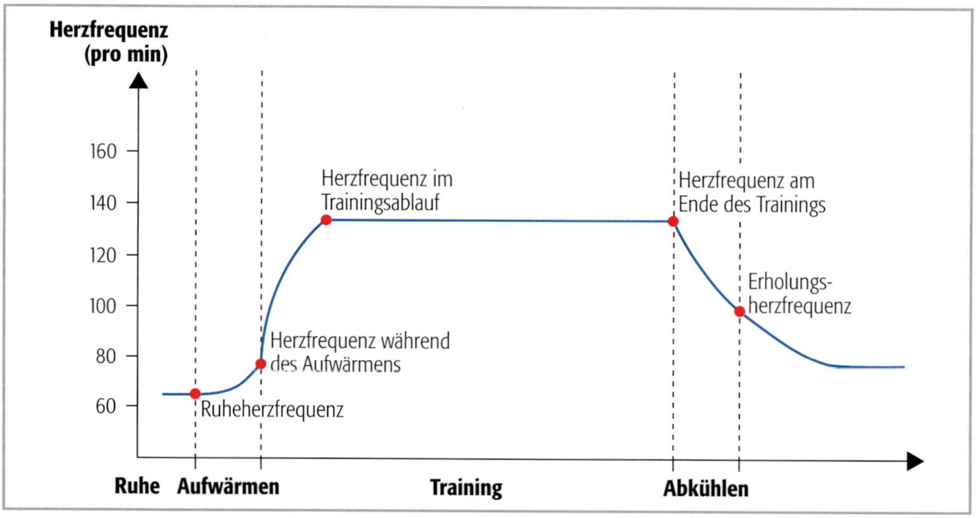

Herzfrequenz während einer Trainingseinheit (aus: CicloSport Betriebsanleitung CP 10)

Ist das vierwöchige Trainingprogramm erfolgreich absolviert, so hat der Sporteinsteiger die Stufe 2 der Anpassung seines Organismus an die sportliche Belastung erreicht. D. h., der Körper hat begonnen, seine Energiespeicher zu vergrößern und umzuverteilen. Ruhe- und Belastungsherzfrequenz beginnen sich langsam zu senken. Insgesamt wird die sportliche Belastung subjektiv als leichter empfunden.

Auch Jürgen hat jetzt Blut geleckt. Eine halbe bis dreiviertel Stunde Laufen kann er jetzt souverän meistern. Er fühlt sich deutlich wohler und hat sogar drei Kilogramm abgenommen. Zum ersten Mal seit vielen Jahren ist er wieder in der Lage, richtig Spaß am Sport zu haben und das Laufen nicht als Belastung, sondern im Gegenteil als optimalen Stressabbau zu erleben. Es treibt ihn richtiggehend in sein »Laufrevier«.
Daher verwundert es auch nicht, dass Jürgen ein neues Ziel vor Augen hat. In seiner Heimatstadt wird in acht Wochen ein Citylauf über 15 km veranstaltet. Da sowohl Freunde, als auch Arbeitskollegen an dem Lauf teilnehmen, hat Jürgen an der Idee Spaß gefunden, ebenfalls mitzumachen. Er weiß, dass im letzten Jahr sein Kumpel Jörg den Citylauf in 1 Stunde und 15 Minuten bewältigt hat. Daher setzt sich Jürgen folgende Ziele:

- Allgemeines Ziel: Spaß haben!
- Sportliches Minimalziel: Durchkommen!
- Erweitertes sportliches Ziel, bezogen auf den Bekanntenkreis: zumindest im Mittelfeld landen!
- Höchstes sportliches Ziel: Unter 1 Stunde 15 Minuten bleiben!

Jürgen ist klar, dass sein neues, höher gestecktes Ziel eine Erhöhung des Trainingsumfangs mit sich bringt. Um den Sport in seinen Alltag optimal integrieren zu können, macht er sich einige Gedanken zum Thema Time-Management.

special: Time-Management

Sport braucht Zeit – mit etwas Organisation kein Problem!

Würde man unter Nichtsportlern eine Umfrage über die Gründe der Sportabstinenz machen, so würde die fehlende Zeit – besonders bei Berufstätigen und Familiengründern – mit großem Vorsprung an der Spitze stehen. Doch auch mit Familie und Beruf kann eine gezielte Planung Raum für eine ausreichende wöchentliche Sportaktivität schaffen. Denn was nützt es uns (und unserer Familie) schließlich, wenn sämtliche Energien in den Beruf und die Familie fließen und dabei aber an der Gesundheit Raubbau betrieben wird. Eine gesunde Mutter, ein ausgeglichener Vater oder auch ein belastbarer Mitarbeiter sind allemal wertvoller, als ein gereiztes, übergewichtiges Individuum mit latenten Herz-Kreislauf-Problemen.
Ein gezieltes Time-Management im Sport erfordert zunächst einmal – ja genau, einen gewissen Zeitaufwand. Aber einmalig etwas Zeit investiert hilft Ihnen, zukünftig regelmäßig Zeit zu sparen!

Suchen Sie sich die passenden Orte für Ihre sportlichen Aktivitäten.

Besonders in Großstädten ist es nicht selbstverständlich, dass man in nächster Umgebung problemlos passende Orte für den Sport findet. Gerade Sportarten wie Laufen, Radfahren oder Skaten möchte man am liebsten im Freien ausüben. Doch mangelnde Grünflächen oder Abgase machen es dem Großstädter nicht einfach. Daher sollte der Freizeitsportler die Umgebung seiner Hauptaufenthaltsorte im Alltag systematisch nach passenden Orten für seine verschiedenen Sportaktivitäten durchforsten. Schreiben Sie zunächst die Hauptaufenthaltsorte in Ihrem Alltag auf. Dies sind in der Regel

- **Ihre Wohnung und**
- **Ihre Arbeitsstätte.**

Dazu kommen Lieblingsorte in Ihrer Freizeit mit Duschmöglichkeit:

- **Wohnung des Partners / der Partnerin**
- **Wohnung Ihres besten Freundes / Ihrer besten Freundin**
- **Freibad etc.**

Schlagen Sie den Stadtplan Ihres Wohnortes auf und schreiben Sie sich alle attraktiven öffentlichen Grünflächen sowohl in der Stadt, als auch im näheren Umfeld auf. Berechnen Sie danach die zeitliche Entfernung dieser Orte zu Ihren Hauptaufenthaltsorten.

Diese Liste dient Ihnen als Grundlage, um Ihre verschiedenen Sportaktivitäten maßgerecht in Ihren Alltag integrieren zu können.

Ermitteln Sie den wahren Zeitaufwand für jede Ihrer sportlichen Betätigungen. D. h., addieren Sie zu Ihrer reinen Sportausübung den Zeitaufwand für An- und Abreise sowie für die anschließende Körperpflege.

Teilen Sie die einzelnen Sportarten in der Reihenfolge Ihres Mindestzeitaufwands den Hauptaufenthaltsorten zu. Dabei setzen Sie beim Laufen 45 min, beim Radfahren 60 min sowie beim Krafttraining 75 min als Mindestzeitaufwand für die reine Sportausübung inkl. Aufwärmen an.

Teilen Sie die Sportarten nach ihrem Zeitaufwand ein.

Eine exemplarische Liste

Sportarten: Laufen, Radfahren, Krafttraining
Orte: Eigene Wohnung, Arbeitsstätte, Wohnung des Partners / der Partnerin

Ihre Wohnung liegt in der Innenstadt. Gut für das Nachtleben, schlecht für den Sport. Denn Grünflächen oder angenehme Radwege sind nicht in unmittelbarer Nähe. Daher müssen Sie zum Laufen ebenso wie zu einem schönen Radweg 25 min und zu Ihrem Fitnessstudio rund 15 min fahren. Ihre Arbeitsstätte liegt 20 min von Ihrer Wohnung entfernt und direkt am Waldrand, der angenehme Rad- und Laufstrecken bietet. Da in Ihrer Firma aber keine Duschmöglichkeiten vorhanden sind, müssen Sie dafür in der Regel nach Hause fahren.
Die Wohnung Ihres Partners bzw. Ihrer Partnerin wiederum liegt direkt neben dem Fitnessstudio. Dafür benötigen Sie von dort zum Laufen bzw. Radfahren jeweils 20 min.
Das Fitnessstudio bietet die Möglichkeit, zwei Sportarten in einer Trainingseinheit zu kombinieren. Also kombinieren Sie das Krafttraining sowohl mit dem Training auf dem Radergometer, als auch mit dem Training auf dem Laufband. Dabei können Sie berücksichtigen, dass Sie durch das vorhergehende Ausdauertraining bereits aufgewärmt sind und sich das anschließende Krafttraining (ohne das sonst eingeplante 15-minütige Aufwärmen) auf 60 min verkürzt. Ihre Liste würde demnach folgendermaßen aussehen:

Wohnung

Laufen im Studio .... 90 min

15 min Anfahrt + 45 min Laufband + 15 min Duschen + 15 min Rückfahrt

Radfahren im Studio .... 105 min

15 min Anfahrt + 60 min Radergometer + 15 min Duschen + 15 min Rückfahrt

Laufen im Freien .... 110 min

25 min Anfahrt + 45 min Laufen + 25 min Rückfahrt + 15 min Duschen

Krafttraining .... 120 min

15 min Anfahrt + 75 min Training + 15 min Duschen + 15 min Rückfahrt

Radfahren im Freien .... 125 min

25 min Anfahrt + 60 min Rad + 25 min Rückfahrt + 15 min Duschen

Kombination Laufband + Krafttraining .... 150 min

15 min Anfahrt + 45 min Laufband + 60 min Krafttraining + 15 min Duschen + 15 min Rückfahrt

Kombination Radergometer + Krafttraining .... 165 min

15 min Anfahrt + 60 min Radergometer + 60 min Krafttraining + 15 min Duschen + 15 min Rückfahrt

Arbeitsstätte

Laufen im Freien .... 80 min

45 min Laufen + 20 min Heimfahrt + 15 min Duschen

Laufen im Studio .... 90 min

15 min Anfahrt + 45 min Laufband + 15 min Duschen + 15 min Heimfahrt

Radfahren im Freien .... 90 min

60 min Rad + 15 min Heimfahrt + 15 min Duschen

Radfahren im Studio .... 105 min

15 min Anfahrt + 60 min Radergometer + 15 min Duschen + 15 min Heimfahrt

Krafttraining .... 120 min

15 min Anfahrt + 75 min Training + 15 min Duschen + 15 min Heimfahrt

Kombination Laufband + Krafttraining .... 150 min

15 min Anfahrt + 45 min Laufband + 60 min Krafttraining + 15 min Duschen + 15 min Rückfahrt

Kombination Radergometer + Krafttraining .... 165 min

15 min Anfahrt + 60 min Radergometer + 60 min Krafttraining + 15 min Duschen + 15 min Heimfahrt

Wohnung des Partners / der Partnerin

Laufen im Studio .... 60 min
45 min Laufband + 15 min Duschen

Radfahren im Studio 75min
60 min Radergometer + 15 min Duschen

Krafttraining .... 90 min
75 min Training + 15 min Duschen

Laufen im Freien .... 100 min
20 min Anfahrt + 45 min Laufen + 20 min Rückfahrt + 15 min Duschen

Radfahren im Freien .... 115 min
20 min Anfahrt + 60 min Rad + 20 min Rückfahrt + 15 min Duschen

Kombination Laufband + Krafttraining .... 120 min
45 min Laufband + 60 min Krafttraining + 15 min Duschen

Kombination Radergometer + Krafttraining .... 135 min
60 min Radergometer + 60 min Krafttraining + 15 min Duschen

Anhand dieser Liste können Sie nun ablesen, wo Sie welchen Sport mit dem geringsten Zeitaufwand betreiben können.

Kombiniertes Training: das spart Zeit!

Zum Beispiel können Sie beim Laufen im Freien bis zu einer halben Stunde an Zeit einsparen, wenn Sie Ihre Laufklamotten in Ihre Firma mitnehmen, um direkt nach der Arbeit eine Laufeinheit zu absolvieren. Und dies bei der exakt gleichen, reinen Trainingszeit von 45 Minuten! Des Weiteren können Sie ablesen, dass Sie mit einem kombinierten Training im Fitnessstudio gegenüber dem Einzeltraining enorm viel Zeit sparen können. Planen Sie z. B. am Wochenende, das Sie bei Ihrem Partner verbringen, einen Besuch im Fitnessstudio mit ein, so können Sie mit einer kombinierten Trainingseinheit Laufband + Krafttraining in der gleichen Zeit (2 Stunden) beide Sportarten abdecken, während Sie von der eigenen Wohnung oder der Arbeitsstätte aus gerade mal das Krafttraining absolvieren könnten. Oder, als abschließender Vergleich: Planen Sie von Ihrer Wohnung aus ein Kombinationstraining Radfahren + Krafttraining, so benötigen Sie dafür 2 Stunden und 45 Minuten. Das hört sich nicht nur umfangreich an, das ist es auch. Würden Sie aber beide Sporteinheiten separat an zwei aufeinander folgenden Tagen von Ihrer Wohnung aus angehen, so kämen Sie in Summe auf einen Zeitaufwand von 3 Stunden und 45 Minuten (105 min + 120 min = 225 min). Sie können mit dem Kombinationstraining also 1 Stunde einsparen!

Damit kommen wir zum erweiterten Trainingsplan »Citylauf«, der auf den Trainingsplan »Start« aufbaut:

Trainingsplan »Citylauf«

Das Training für motivierte Läufer!

26 Trainingseinheiten in 8 Wochen

Jürgen hat acht Wochen Zeit bis zum Wettkampf. Für die ersten sechs Wochen rechnet er jeweils drei Trainingseinheiten und in den letzten beiden Wochen jeweils vier Trainingseinheiten ein. Damit kommt er auf insgesamt 26 Trainingseinheiten.
Er setzt sich alle zwei Wochen ein Zwischenziel:

Zwischenziel 1:	60 Minuten Dauerlauf!
Zwischenziel 2:	75 Minuten Dauerlauf!
Zwischenziel 3:	10 km Dauerlauf in 50 Minuten! Das entspricht jener Durchschnittsgeschwindigkeit von 5 min/km, die für den 15-km-Citylauf geplant ist.
Ziel:	15 km Dauerlauf in 75 Minuten!

An den lauftrainingsfreien Tagen wird ein zusätzliches Dehn- und Entspannungsprogramm über 20 Minuten durchgeführt, das im Plan jedoch nicht explizit aufgeführt ist!

Die erste Hälfte des Trainingsplans »Citylauf«

Woche **TE**	**Trainingsform** **Trainingsumfang**	**Trainingsprogramm**	**HF-Bereich für die Laufeinheiten**	**Zwischenziel**
Woche 1 *(Teil 1)* TE 1	Intervall 1x 20 min 5 min regeneratives Traben Intervall 1x 20 min Dauer: 45 min	20 min Laufen HF 145 5 min Traben HF 120 20 min Laufen HF 145	60–70 % der MHF Fettverbrennungszone	
TE 2	Intervall 1x 30 min 5 min regeneratives Traben Intervall 1x 15 min Dauer: 50 min	30 min Laufen HF 140 5 min Traben HF 120 15 min Laufen HF 135		*(siehe Woche 2)*

Woche TE	**Trainingsform Trainingsumfang**	**Trainingsprogramm**	**HF-Bereich für die Laufeinheiten**	**Zwischenziel**
Woche 1 *(Teil 2)* TE 3	30 min Regenerationslauf	HF 120	60–70 % der MHF Fettverbrennungszone	
Woche 2 TE 4	Intervall 1 x 30 min 5 min regeneratives Traben Intervall 1 x 30 min 5 min regeneratives Traben Dauer: 70 min	30 min Laufen HF 150 5 min Traben HF 120 30 min Laufen HF 150	60–80 % der MHF Fettverbrennungszone bis aerobe Zone	
TE 5	30 min Regenerationslauf	HF 120		
TE 6	60 min Dauerlauf	HF 140–150		60 min Dauerlauf
Woche 3 TE 7	Intervall 1 x 50 min 5 min regeneratives Traben Intervall 1 x 15 min 5 min regeneratives Traben Dauer: 75 min	50 min Laufen HF 140 5 min Traben HF 120 15 min Laufen HF 150	60–80 % der MHF Fettverbrennungszone bis aerobe Zone	
TE 8	50 min Dauerlauf	HF 160		
TE 9	75 min Dauerlauf	HF 140–150		75 min Dauerlauf
Woche 4 TE 10	Intervall 1 x 20 min 5 min regeneratives Traben Intervall 1 x 30 min Intervall 1 x 15 min 5 min regeneratives Traben Dauer: 75 min	20 min Laufen HF 160 5 min Traben HF 120 30 min Laufen HF 140 15 min Laufen HF 135	60–80 % der MHF Fettverbrennungszone bis aerobe Zone	
TE 11	Fahrtspiel 15 min; 5 min; 20 min; 5 min; 20 min; 5 min; 15 min; 5 min Dauer: 90 min	15 min Laufen HF 140 5 min Laufen HF 130 20 min Laufen HF 150 5 min Laufen HF 130 20 min Laufen HF 160 5 min Laufen HF 130 15 min Laufen HF 140 5 min Laufen HF 130		
TE 12	60 min Dauerlauf	HF 140		Stabilisation der Laufleistung

Halbzeit beim Trainingsplan »Citylauf«.

Bisher waren die Vorgaben für die einzelnen Trainingseinheiten auf die Dauer, also die Zeit angelegt. In TE 14 taucht nun erstmals ein Testlauf mit einer Kilometervorgabe auf. Später kommen noch Testläufe mit Kilometer- und Zeitvorgabe dazu. Jürgen hat aber keine Vorstellung, wie lange seine Laufstrecken in seinem Park sind. Er hat nun drei Möglichkeiten, diese Testläufe durchführen zu können. In manchen Städten gibt es z. B. Trimmpfade mit Kilometerangaben. Leider nicht in Jürgens Nähe. Die zweite Möglichkeit, eine 400-m-Laufbahn z. B. auf einem öffentlichen Sportplatz auszusuchen, verwirft Jürgen ebenfalls. Die Testläufe wären ihm zu monoton. Also bleibt noch die Möglichkeit, mit einem Kilometermesser per Rad seine Strecke im Park abzufahren. Jürgen leiht sich das Mountainbike eines Freundes und fährt sowohl eine 10 km, als auch eine 15 km lange Strecke ab. Damit ist Jürgen in der Lage, seine Testläufe in der zweiten Hälfte seines Trainingsplans durchführen zu können.

Trainingsintensität und -form variieren. Der Umfang wird ab der siebten Woche nochmals um eine Trainingseinheit erhöht. Damit kann zwischen zwei Laufeinheiten nicht immer ein Tag Pause eingelegt werden. Es sollte aber darauf geachtet werden, dass die Trainingseinheiten möglichst gleichmäßig auf die Woche verteilt werden. So sollte bei freier Zeiteinteilung nach spätestens zwei Laufeinheiten ein Tag Pause eingelegt werden.

Die zweite Hälfte des Trainingsplans »Citylauf«

Woche TE	Trainingsform Trainingsumfang	Trainingsprogramm	HF-Bereich für die Laufeinheiten	Zwischenziel
Woche 5 TE 13	Intervall 1x 20 min Intervall 1x 30 min Intervall 1x 20 min 5 min regeneratives Traben Dauer: 75 min	20 min Laufen HF 150 30 min Laufen HF 140 20 min Laufen HF 150 5 min Austraben	60–80 % der MHF Fettverbrennungszone bis aerobe Zone	
TE 14	Test 15 km Dauerlauf	HF 150		
TE 15	Intervall 1x 15 min Intervall 1x 30 min Intervall 1x 15 min 5 min regeneratives Traben Dauer: 65 min	15 min Laufen HF 140 30 min Laufen HF 160 20 min Laufen HF 140 5 min Austraben		15 km Dauerlauf

Woche **TE**	**Trainingsform** **Trainingsumfang**	**Trainingsprogramm**	**HF-Bereich für die Laufeinheiten**	**Zwischenziel**
Woche 6 TE 16	Fahrtspiel 15 min; 5 min; 20 min; 5 min; 20 min; 5 min; 15 min; 5 min regeneratives Traben Dauer: 90 min	15 min Laufen HF 150 5 min Traben HF 120 20 min Laufen HF 160 5 min Traben HF 120 20 min Laufen HF 160 5 min Traben HF 120 15 min Laufen HF 140 5 min Traben HF 120	70–80 % der MHF aerobe Zone	
TE 17	50 min Dauerlauf	HF 150		
TE 18	Testlauf 10 km in 50 min			10 km Dauerlauf in 50 min
Woche 7 TE 19	Intervall 1 x 25 min Intervall 1 x 30 min Intervall 1 x 25 min 5 min regeneratives Traben Dauer: 85 min	25 min Laufen HF 130 30 min Laufen HF 150 25 min Laufen HF 130 5 min Austraben	60–80 % der MHF Fettverbrennungszone bis aerobe Zone	
TE 20	80 min Dauerlauf	HF 140		
TE 21	Intervall 1 x 20 min Intervall 1 x 50 min 5 min regeneratives Traben Dauer: 75 min	20 min Laufen HF 160 20 min Laufen HF 140		
TE 22	Regenerationslauf 40 min	HF 130		
Woche 8 TE 23	Testlauf 15 km in 75 min		70–80 % der MHF aerobe Zone	
TE 24	Regenerationslauf 40 min	HF 130		
TE 25	Intervall 1 x 25 min Intervall 1 x 30 min Intervall 1 x 25 min 5 min regeneratives Traben Dauer: 85 min	25 min Laufen HF 150 30 min Laufen HF 160 25 min Laufen HF 150 5 min Austraben		
TE 26	Dauerlauf 60 min	HF 150		15 km Dauerlauf in 75 min

Jürgen hat bei seinem Trainingsprogramm eingeplant, dass er zwischen der letzten Laufeinheit (TE 26) und dem Citylauf drei Tage Pause hat. Damit ist sein Körper ausgeruht für den Wettkampf. Je nach Bedarf kann man in den Tagen vor einem Wettkampf aber auch noch gemäßigte Regenerationsläufe einstreuen.
Am Vorabend des Wettkampfs lädt Jürgen noch einige Freunde zu einem großen Spaghetti-Essen ein. Und dann kann der Citylauf kommen!

Zusatzprogramm: Dehn- und Entspannungsgymnastik

Die Dehn- und Entspannungsgymnastik hat vor allem die Funktion, die Kontraktionsfähigkeit der Muskulatur zu erhalten und durch einseitiges Training hervorgerufene muskuläre Dysbalancen auszugleichen. Die Muskulatur darf grundsätzlich nur in einem erwärmten Zustand und auf sanfte Weise gedehnt werden. Ruckhafte, schnelle Bewegungen sollten beim Dehnen zwingend vermieden werden. Dagegen sollte die Dehnungsposition des Muskels kurz gehalten werden (ca.10sec). Eine geeignete Methode ist das Stretching (engl. to stretch = dehnen, auseinander ziehen). Der Ablauf: Dehnungsposition einnehmen und so lange verharren, bis die Spannung im Muskel nachlässt. Jetzt vorsichtig noch etwas intensiver dehnen. Diesen Ablauf wiederholen Sie mindestens zweimal. Ein komplettes Dehnungsprogramm für alle großen Muskelgruppen muss nicht länger als 15–20 Minuten dauern und ist überall durchführbar. Ich möchte Ihnen diese am besten tägliche kleine Mühe wirklich ans Herz legen. Sie werden merken: Sie bewegen sich leichter, geschmeidiger und haben ein besseres Lebensgefühl!
Alle in diesem Buch angesprochenen Sportaktivitäten können mit einer Dehn- und Entspannungsgymnastik sinnvoll ergänzt werden.

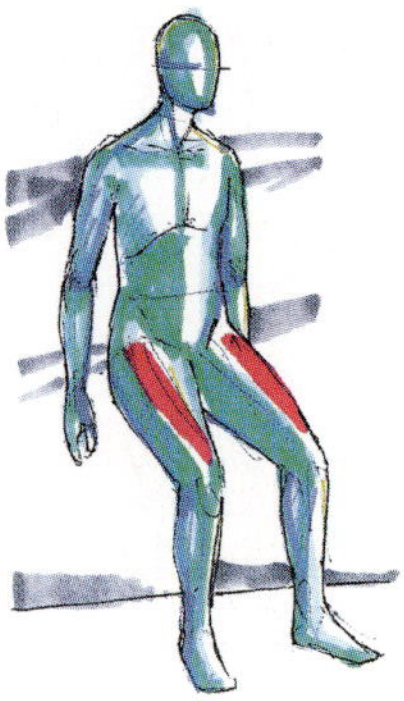

Kräftigung Oberschenkel

Lehnen Sie sich mit dem Rücken an eine Wand und beugen Sie die Beine. Hierbei erhöht sich die Belastung in den Beinen, je größer die Beugung ist. Achten Sie darauf, dass der Winkel im Kniegelenk 90° nicht unterschreitet. Bleiben Sie in dieser Haltung, bis Sie die Anstrengung in den Beinen spüren. Die Übungsintensität sollte maßvoll gesteigert werden.

Dehnung Rücken, hintere Beinmuskulatur

Legen Sie in Rückenlage ein Bein auf den Boden und stellen Sie das andere Bein angewinkelt auf. Umfassen Sie das angewinkelte Bein am Oberschenkel und ziehen Sie es zur Brust. Die Fußspitze ist angezogen, das andere Bein bleibt gestreckt. Geben Sie mit den Armen nach und versuchen Sie, das Bein zu strecken und ein wenig in dieser Position zu halten.

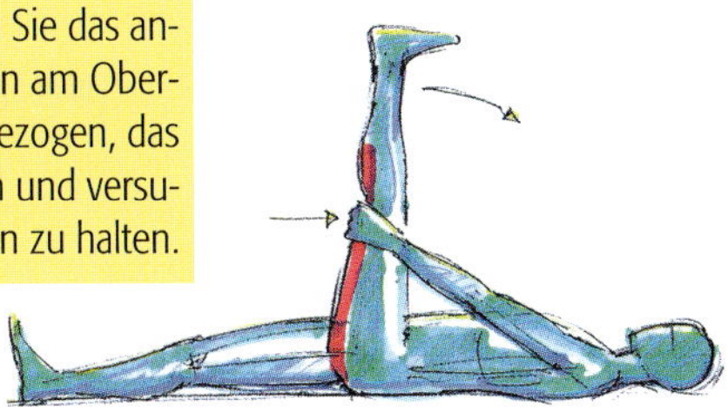

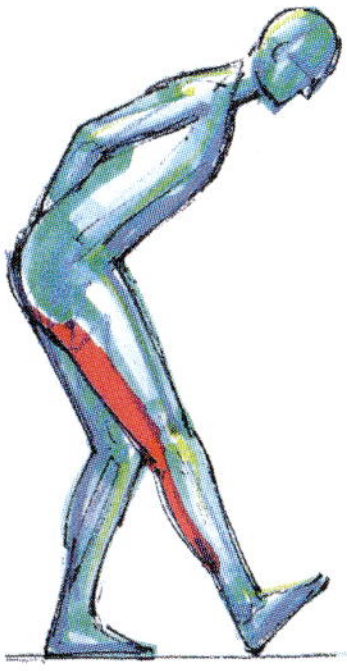

Sie stehen auf dem leicht gebeugten Standbein und stellen das andere Bein gestreckt auf die Ferse. Ziehen Sie die Fußspitze an und schieben Sie das Becken langsam nach hinten, bis Sie eine Dehnung in der hinteren Oberschenkelmuskulatur spüren. Der Rücken bleibt hierbei gerade.

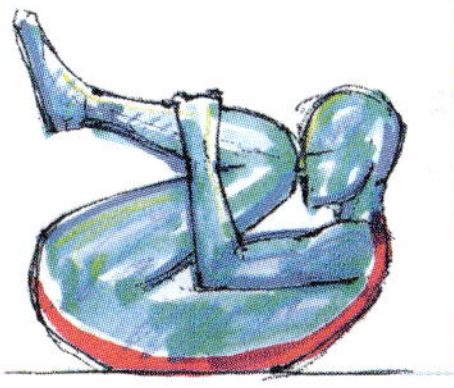

Legen Sie sich auf den Rücken. Heben Sie Kopf und Beine und ziehen Sie die Knie vorsichtig so nah wie möglich zur Stirn.

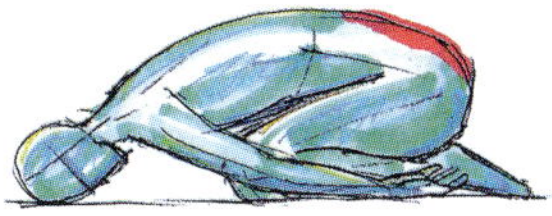

Legen Sie im Fersensitz den Oberkörper auf Ihre Oberschenkel ab und rollen Sie sich zusammen. Legen Sie die Arme seitlich neben die Unterschenkel. Auch die seitliche Embryohaltung dehnt die Rückenmuskulatur bei gleichzeitiger Schonung der Wirbelsäule.

Knien Sie sich hin und stützen Sie sich vorne mit etwas gebeugten Armen ab. Die Beine und Arme sind schulterbreit auseinander. Drücken Sie die Wirbelsäule nach oben und machen Sie einen »Katzenbuckel«.

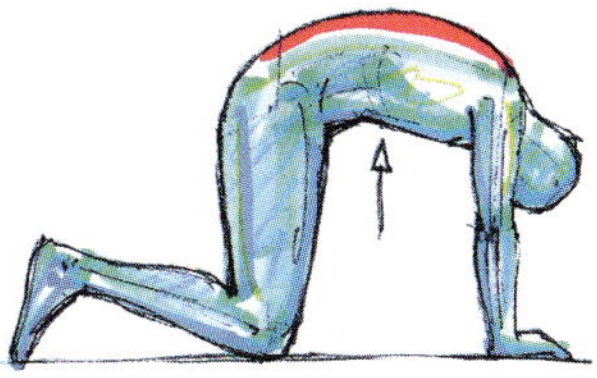

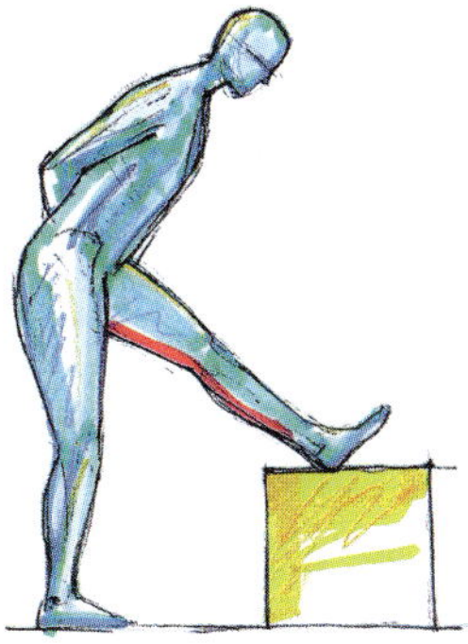

Stellen Sie ein Bein gestreckt z. B. auf einen kleinen Hocker und ziehen Sie die Fußspitze an. Das Standbein ist leicht gebeugt. Beugen Sie sich mit geradem Rücken nach vorn und schieben Sie das Becken nach hinten.

Dehnung
vordere Rumpfmuskulatur

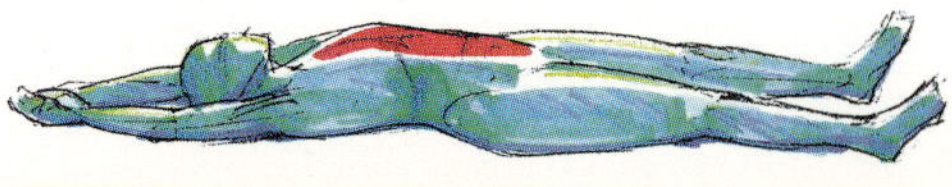

Legen Sie in Rückenlage die Arme neben den Kopf. Strecken Sie nun die Arme und lassen Sie die Hände möglichst in Bodennähe. Zur Unterstützung der Wirbelsäule können Sie ein flaches Kissen oder Handtuch unter den Lendenbereich legen.

Setzen Sie sich auf Ihre Unterschenkel/Füße, strecken Sie die Arme nach vorne und drücken Sie Ihr Brustbein in Richtung Boden.

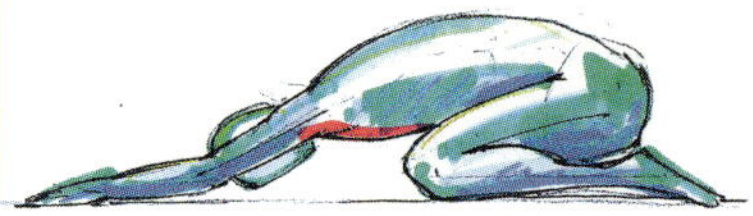

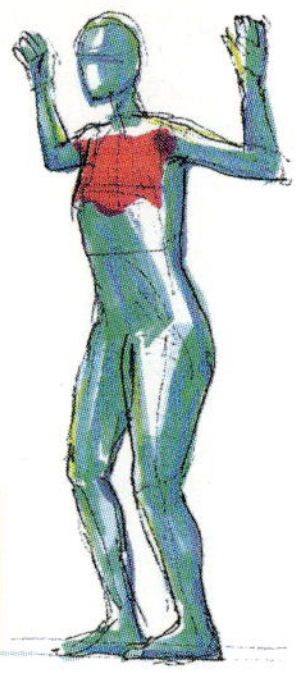

Winkeln Sie in Schulterhöhe die Arme an und führen Sie die Ellenbogen langsam nach hinten.

Kräftigung Rücken/Gesäßmuskulatur

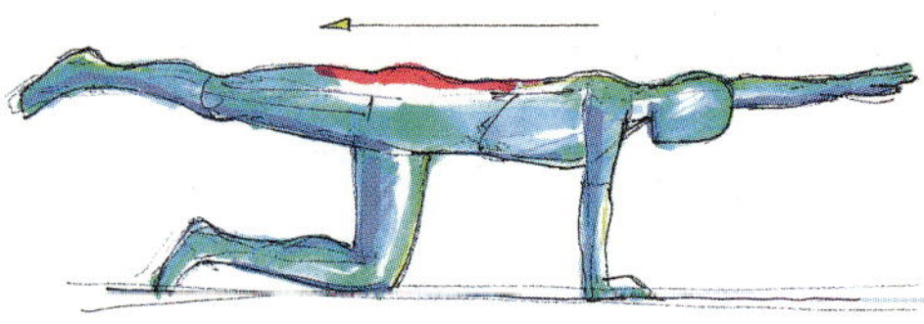

Knien Sie sich hin und stützen Sie sich vorne mit leicht gebeugten Armen ab. Strecken Sie das rechte Bein und den linken Arm bis in die Waagerechte, aber nicht höher. Dann wiederholen Sie im Wechsel die Übung mit der anderen Körperseite.

Legen Sie sich auf den Rücken und stellen Sie die Beine angewinkelt auf. Heben Sie nun das Becken, bis die Körpervorderseite eine gerade Linie bildet.

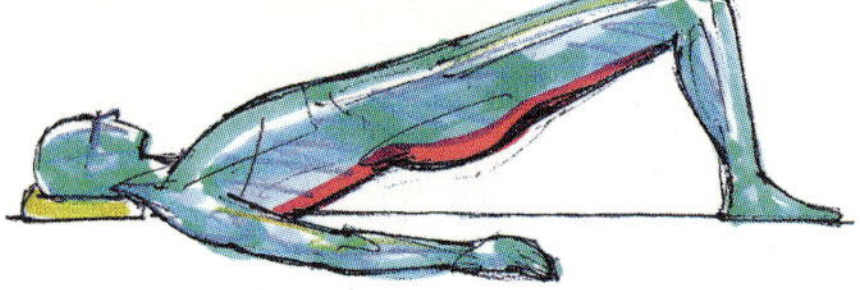

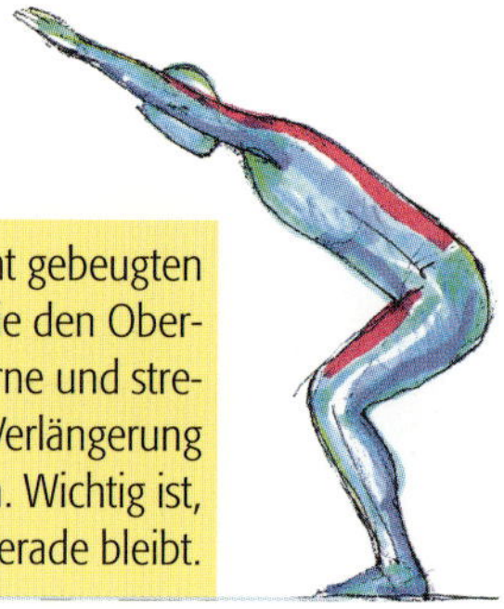

Stellen Sie sich mit leicht gebeugten Beinen hin, beugen Sie den Oberkörper leicht nach vorne und strecken Sie die Arme in Verlängerung des Rückens nach oben. Wichtig ist, dass der Rücken gerade bleibt.

Kräftigung Bauchmuskulatur

Legen Sie sich auf den Rücken, die leicht gebeugten Beine zeigen nach oben. Versuchen Sie dann, das Becken vom Boden zu heben, ohne dass die Beine weiter Richtung Kopf wandern.

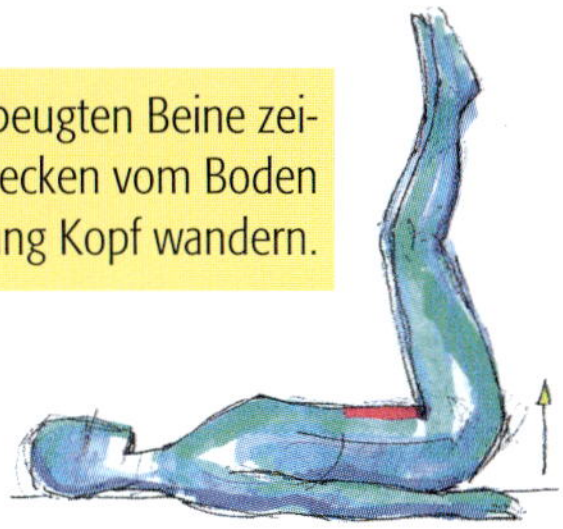

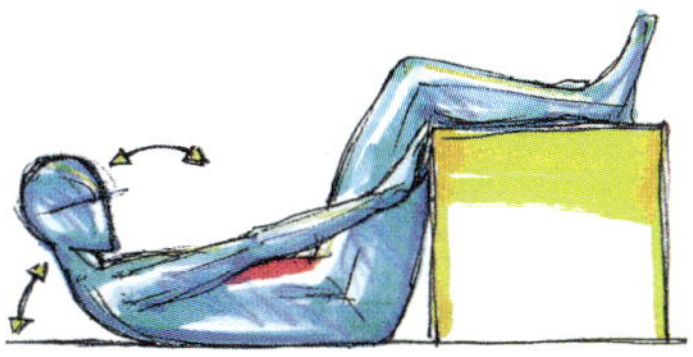

Legen Sie sich auf den Rücken. Die Beine liegen so z. B. auf einem Hocker, dass die Oberschenkel senkrecht und die Unterschenkel waagrecht sind. Rollen Sie Kopf und Schulter langsam vom Boden ab, bis die Hände den Hocker erreichen.

Stellen Sie in Rückenlage die angewinkelten Beine auf. Drücken Sie die Fersen gegen den Boden. Heben Sie dann Kopf und Schulter etwas vom Boden ab. Nehmen Sie den Kopf zur Brust.

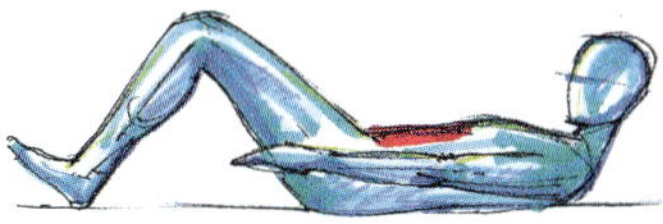

Kräftigung schräge Bauchmuskulatur

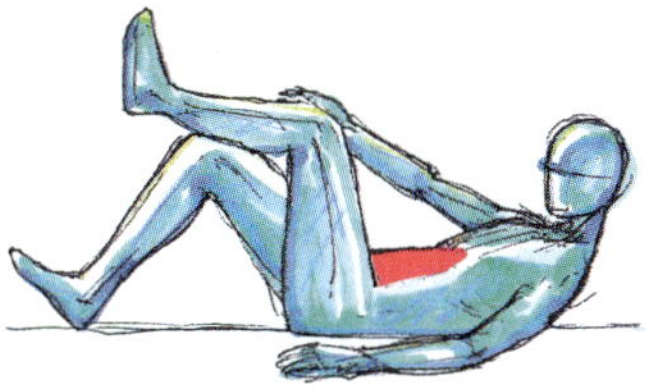

Überkreuzen Sie in Rückenlage die angewinkelten Beine. Nehmen Sie die Schultern vom Boden und drücken Sie im Wechsel die rechte Hand gegen das linke Knie, dann die linke Hand gegen das rechte Knie.

Mobilisation Hals/Nacken

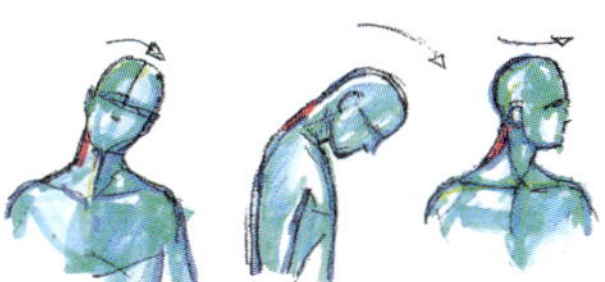

Das Neigen des Kopfes zur Seite, das Kippen nach vorn und leicht nach hinten und das Drehen nach rechts und links gehören zu den natürlichen Bewegungen des Kopfes und damit der Halswirbelsäule.

Mobilisation Rumpf

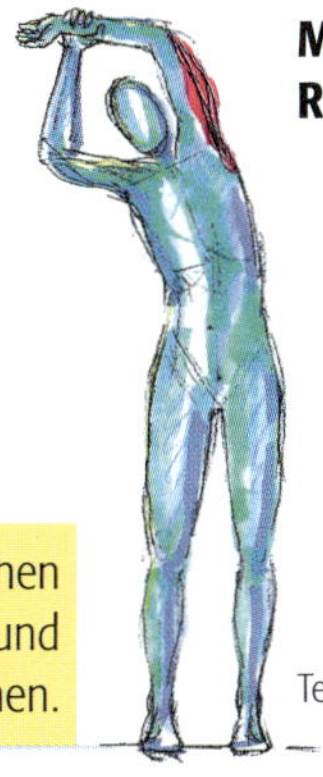

Nehmen Sie im Stand einen gebeugten Arme seitlich über den Kopf. Ziehen Sie mit der anderen Hand den Arm leicht nach außen, ohne Schultern und Hüfte zu verdrehen.

(aus: Techniker Krankenkasse: *Besser trainieren*)

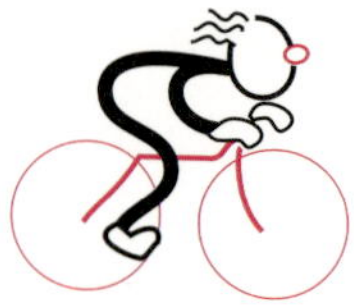

2. Radfahren: Touren + Mountainbiken

Radfahren: effektives Training ist zeitaufwendig, aber gelenkschonend!

Im Vergleich zum Laufen hat das Radfahren sowohl Vor-, als auch Nachteile. Ein Vorteil in orthopädischer Hinsicht liegt sicherlich in der geringeren Belastung für die Knie- und Sprunggelenke. Demgegenüber steht der Nachteil, dass eine effektive Trainingseinheit mit dem Rad einen größeren zeitlichen Aufwand beinhaltet. Während 30 Minuten Laufen bereits viel bewirken kann, sind beim Radfahren die zeitlichen Dimensionen normalerweise jenseits der Stundengrenze angesiedelt. Beide Sportarten eint aber, dass man sie gemeinsam mit Freunden betreiben und – auf geeigneten Strecken – an der frischen Luft die Natur genießen kann.

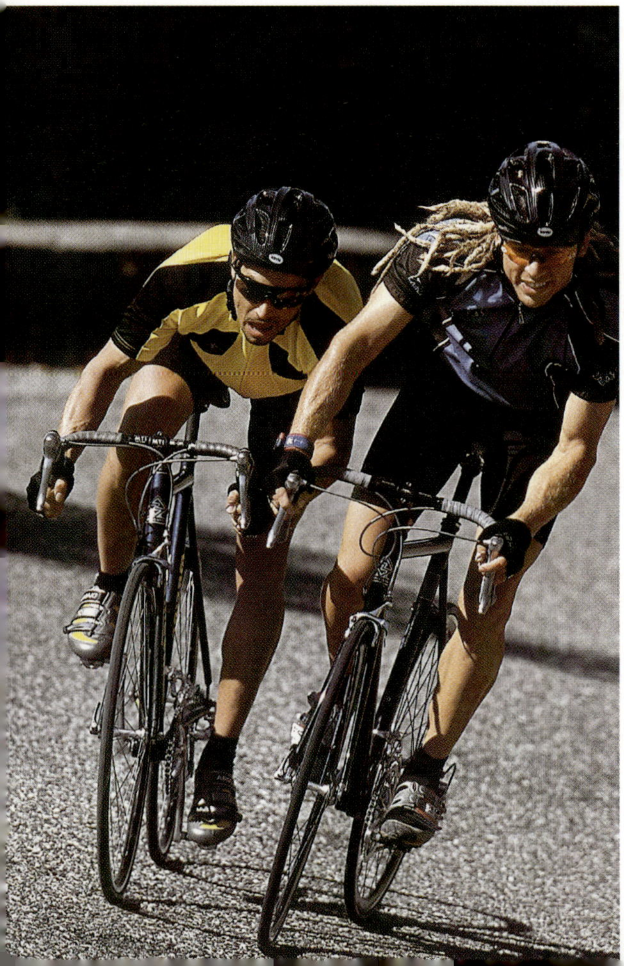

Radfahren hat jeder in seiner Jugend gelernt und bei richtiger Auswahl der Fahrstrecke minimiert sich auch das Risiko im Straßenverkehr. Das Rad sollte technisch natürlich in Ordnung sein, sprich: Bremsen, Beleuchtung etc. Um die Belastung – neben der Auswahl des Geländes – beim Radfahren variieren zu können, bieten sich Schaltungen mit 10 Gängen und mehr an.

Die 29-jährige Saskia hat ein 10-Gang-Rennrad, das seit einigen Jahren, in denen sie sich vorrangig um ihren Beruf als Lehrerin gekümmert hat, lediglich die Garage voll gestellt hat. Jetzt ist sie von Freunden angesprochen worden, ob sie denn nicht Lust hätte, eine Radtour in die Toskana mitzumachen. Die Toskana-Liebhaberin entscheidet, diesen Aktivurlaub als Neubeginn ihrer Sportaktivitäten anzusehen und sagt ihren Freunden zu. Damit sie bei

dieser Tour aber nicht das ewig keuchende Schlusslicht bildet, will sie sich umgehend auf die Tour körperlich vorbereiten. Dafür hat sie rund vier Wochen Zeit.
Die ärztliche Untersuchung, die ihren Entschluss – sich wieder mehr zu bewegen – zusätzlich gefördert hat, liegt noch nicht allzu lange zurück. Dabei diagnostizierte der Arzt deutlichen Bewegungsmangel.
Saskia hat einen eher kräftigen Knochenbau. In der Gewichtstabelle (siehe Anhang, S. 115) liegt sie damit noch im oberen Rahmen. Gegenüber dem Durchschnittswert hat sie allerdings rund 4 kg zu viel. Der Körperfettanteil von fast 30 % zeigt dagegen eindeutig Handlungsbedarf an.

Saskia
Alter: 29 Jahre
Körpergröße: 168 cm
Gewicht: 71,5 kg
Körperfettanteil: 29,1 %
RHF: 70 Schläge/min
MHF: 200 Schläge/min

Bei der Tour sind Etappen von 2 – 3 Stunden Fahrzeit eingeplant. Daher ist sich Saskia bewusst, dass ihre Trainingseinheiten zwangsläufig einen hohen zeitlichen Aufwand mit sich bringen. Um den zeitlichen Aufwand gerade unter der Woche in machbarem Rahmen zu halten, leiht sich Saskia von einer Freundin für die 4 Wochen Vorbereitung einen Heimtrainer aus.
Das Training auf dem Heimtrainer ist zwar prinzipiell weniger motivierend als das Radfahren in der Natur. Aber der zeitliche Vorteil mit der Möglichkeit, daheim zu trainieren, überwiegt doch.

Heimtrainer spart Zeit!

Die Vorbereitungen sind getroffen und Saskia kann sich an ihren Trainingsplan machen.

Trainingsplan »Radtour Toskana«

Vom Radtraining zum Aktiv-Urlaub!

Zunächst legt Saskia ihre Ziele fest:

Wochenziel 1:	45 min Radtour in flachem Gelände bei HF 130
Wochenziel 2:	60 min Fahren auf dem Heimtrainer bei HF 140
Wochenziel 3:	100 min Radtour in überwiegend flachem Gelände bei HF 140 – 150
Gesamtziel:	150 min Radtour in überwiegend flachem Gelände bei HF 140 – 150

Danach teilt sie die vier Wochen in Trainingseinheiten ein:

Woche 1

Saskia plant vier Trainingseinheiten (3x Radfahren, 1x Gymnastik).

Trainingsform/-umfang:

TE 1 Die erste Trainingseinheit besteht aus einem 30-minütigen Intervallfahren auf dem Heimtrainer. Dabei radelt Saskia die ersten fünf Minuten mit einer HF von 110, die nächsten 20 Minuten bei HF 120 und die restlichen fünf Minuten wieder bei HF 110.

TE 2 Eine 20-minütige Dehn- und Entspannungsgymnastik hilft, die Regeneration zu beschleunigen.

TE 3 Die zweite Einheit auf dem Heimtrainer wird jetzt konstant bei HF 120 absolviert.

TE 4 Das erste Radfahren im Freien steht an. Für die 45-minütige Radtour wird eine ebene Strecke ausgewählt und eine HF von max. 130 Schlägen pro Minuten angesetzt.

Trainingsintensität/Herzfrequenz-Bereich

Saskia trainiert somit in der ersten Trainingswoche vornehmlich in der Einsteigerzone. Saskias Zieltrainingsbereich für die ersten beiden Radtrainingseinheiten auf ihrer Pulsuhr ist demnach:

Untere Grenze:	100 Schläge pro Minute (= 50 % ihrer MHF)
Obere Grenze:	120 Schläge pro Minute (= 60 % ihrer MHF).

Bei der Radtour in TE 4 stellt sie die Obergrenze auf HF 130 ein.

Woche 2

Saskia erhöht den Umfang auf fünf Trainingseinheiten (3x Radfahren, 2x Gymnastik) und beim Radtraining natürlich auch dosiert die Intensität.

Trainingsform/-umfang:

TE 5 Das Intervalltraining auf dem Heimtrainer wird auf 40 Minuten ausgedehnt. Dabei variiert die Belastung zwischen HF 110 bis 140.

TE 6 20 Minuten Dehn- und Entspannungsgymnastik.

TE 7 Das Intervalltraining auf dem Heimtrainer wird auf 50 Minuten erhöht. Die Herzfrequenzbelastung bleibt zwischen 110 – 140 Schlägen, nur die Zeitintervalle ändern sich.

TE 8 20 Minuten Dehn- und Entspannungsgymnastik.

TE 9 Eine Stunde konstantes Radfahren bei HF 140.

Trainingsintensität / Herzfrequenz-Bereich

Die zweite Trainingswoche wird im Bereich der Fettverbrennungszone absolviert. Zieltrainingsbereich auf der Pulsuhr für TE 5+7:

Untere Grenze:	110 Schläge pro Minute (= 60 % ihrer MHF)
Obere Grenze:	140 Schläge pro Minute (= 70 % ihrer MHF).

Für TE 9 gibt sie eine untere Grenze von HF 120 ein.

In der dritten Woche bleibt Saskia zwar bei einem Umfang von fünf Trainingseinheiten. Allerdings sind wie in der zweiten Woche wieder nur drei Radtrainingseinheiten eingeplant. Erst in der abschließenden vierten Woche erhöht sie die Radtrainingseinheiten um eine auf vier Radtrainingseinheiten.

Bei diesem Plan sind die Wochentage (Mo – So) mit aufgeführt, um die Systematik der Pausengestaltung, also den Rhythmus zwischen Trainingsbelastung und Erholung, einmal exemplarisch darzustellen.

Der Trainingsplan »Radtour Toskana« auf einen Blick

Woche **TE**	**Trainingsform/** **Trainingsumfang**	**Trainingsprogramm**	**HF-Bereich für** **die Radeinheiten**	**Wochenziel**
Woche 1 TE 1	30 min Intervallfahren am Heimtrainer (Mo)	5 min HF 110 20 min HF 120 5 min HF 110	50 – 60 % der MHF Einsteigerzone	
TE 2	20 min Dehn- und Entspannungsgymnastik (Di)			
TE 3	30 min Fahren am Heimtrainer (Do)	HF 120		
TE 4	45 min Radtour in ebenem Gelände (Sa)	Dauermethode HF 130 max.		45 min Radtour in flachem Gelände
Woche 2 *(Teil 1)* TE 5	40 min Intervallfahren am Heimtrainer (Mo)	5 min HF 110 15 min HF 130 10 min HF 140 10 min HF 120	60 – 70 % der MHF Fettverbrennungszone	
TE 6	20 min Dehn- und Entspannungsgymnastik (Di)			*(siehe Woche 2, Teil 2)*

Woche TE	Trainingsform/ Trainingsumfang	Trainingsprogramm	HF-Bereich für die Radeinheiten	Wochenziel
Woche 2 *(Teil 2)* TE 7	50 min Intervallfahren am Heimtrainer (Do)	5 min HF 110 20 min HF 130 15 min HF 140 10 min HF 120	60–70 % der MHF Fettverbrennungszone	
TE 8	20 min Dehn- und Entspannungsgymnastik (Sa)			
TE 9	60 min Fahren am Heimtrainer (So)	60 min HF 140		60 min fahren am Heimtrainer
Woche 3 TE 10	20 min Dehn- und Entspannungsgymnastik (Di)		60–80 % der MHF Fettverbrennungszone bis aerobe Zone	
TE 11	75 min Intervallfahren am Heimtrainer (Do)	5 min HF 110 20 min HF 140 30 min HF 150 10 min HF 140 10 min HF 120		
TE 12	20 min Dehn- und Entspannungsgymnastik (Fr)			
TE 13	100 min Radtour in hügeligem Gelände (Sa)	HF bis 150		
TE 14	75 min Radtour in überwiegend ebenem Gelände (So)	HF bis 140		100 min Radtour in überwiegend flachem Gelände
Woche 4 TE 15	20 min Dehn- und Entspannungsgymnastik (Mo)		60–80 % der MHF Fettverbrennungszone bis aerobe Zone	
TE 16	75 min Intervallfahren am Heimtrainer (Di)	5 min HF 110 20 min HF 140 30 min HF 150 10 min HF 140 10 min HF 120		
TE 17	90 min Intervallfahren am Heimtrainer (Do)	5 min HF 110 30 min HF 140 30 min HF 150 20 min HF 140 5 min HF 120		
TE 18	20 min Dehn- und Entspannungsgymnastik (Fr)			
TE 19	150 min Radtour in hügeligem Gelände (Sa)	HF bis 160		
TE 20	100 min Radtour in überwiegend ebenem Gelände (So)	HF bis 130		150 min Radtour in überwiegend flachem Gelände

Saskia ist bestens vorbereitet in ihren Aktiv-Urlaub gestartet. Trotzdem waren einige Tage ganz schön anstrengend. Aber unter dem Strich war es ein toller Urlaub. In der Vergangenheit hatte sie meist ein paar zusätzliche Urlaubskilos mit nach Hause geschleppt, die mühsam wieder weggehungert werden mussten. Jetzt ist sie bestens »in Schuss«. Und damit auch motiviert, ihre Radaktivitäten sogar noch zu intensivieren. Einige Freunde von der Tour raten ihr: Versuch es doch mal mit Mountainbiken.
Saskia weiß, dass sie ein Ziel braucht, um konsequent zu trainieren. Das ist schnell gefunden: Im Spätsommer wollen die Freunde eine Alpenüberquerung machen – und Saskia wird dabei sein. Um die Trainingsmotivation nicht zu verlieren, schreibt sie sich in einem nahe gelegenen Fitnessstudio in einen Spinningkurs ein. Dann aber nichts wie los!

Damit kommen wir zum erweiterten Trainingsplan »Alpenüberquerung«, der auf den Trainingsplan »Toskana« aufbaut.

Trainingsplan »Alpenüberquerung«

Mountainbiking für ambitionierte Radler!

Saskia hat 12 Wochen Zeit bis zur Alpenüberquerung. Also setzt sie sich alle drei Wochen ein Zwischenziel:

Zwischenziel 1:	Mountainbiketour (Berg + Flachstrecke) mit ca. 800 Höhenmetern, Dauer: 100 – 120 min
Zwischenziel 2:	Mountainbiketour (Berg + Flachstrecke) mit ca. 1200 Höhenmetern, Dauer 180 min
Zwischenziel 3:	Mountainbiketour, 2 Anstiege mit je ca. 800 Höhenmetern, Dauer: 240 min
Gesamtziel:	Mountainbiketour, 2 Anstiege mit je ca. 1200 Höhenmetern, Dauer: 300 min

An den radtrainingsfreien Tagen wird Saskia ein zusätzliches Dehn- und Entspannungsprogramm über 15 – 20 min durchführen, das im Plan nicht explizit aufgeführt ist.

Das erste Viertel des Trainingsplans »Alpenüberquerung«

Woche TE	Trainingsform/ Trainingsumfang	Trainingsprogramm	HF-Bereich für die Radeinheiten	Zwischenziel
Woche 1 TE 1	Spinning Dauer: 60 min	HF 130–160	60–80 % der MHF Fettverbrennungszone bis aerobe Zone	
TE 2	Spinning Dauer: 60 min	HF 130–160		
TE 3	Leichte MTB Tour mit vielen Flachanteilen Dauer: 100 min	HF bis 150		
Woche 2 TE 4	Spinning Dauer: 60 min	HF 130–160	60–80 % der MHF Fettverbrennungszone bis aerobe Zone	
TE 5	Spinning Dauer: 60 min	HF 130–160		
TE 6	MTB Tour mit reduzierten Flachanteilen Dauer: 100 min	HF 140–150		
Woche 3 TE 7	Spinning Dauer: 60 min	HF 130–160	60–80 % der MHF Fettverbrennungszone bis aerobe Zone	
TE 8	MTB Tour mit reduzierten Flachanteilen Dauer: 120 min	Bis HF 160		
TE 9	Leichte MTB Tour mit vielen Flachanteilen Dauer: 100–120 min	HF 140–150		MTB Tour mit ca. 800 Höhenmetern

Das erste Viertel des Trainingsplans ist vorbei. Saskia hat sich sehr schnell mit den Spinningstunden angefreundet, da zwei Freundinnen regelmäßig mit trainieren und sie sich gegenseitig motivieren. Die Mountainbike-Touren fallen ihr dagegen noch schwer. Besonders nach Steigungen merkt sie, dass sich ihre Herzfrequenz nur sehr langsam wieder absenkt. Daran gilt es zu arbeiten. Deshalb plant sie in ihre MTB-Touren nun verstärkt kurze Anstiege mit einer Herzfrequenz-Belastung bis maximal 170 Schläge/min ein.

Das zweite Viertel des Trainingsplans »Alpenüberquerung«

Woche TE	Trainingsform/ Trainingsumfang	Trainingsprogramm	HF-Bereich für die Radeinheiten	Zwischenziel
Woche 4 TE 10	Spinning Dauer: 60 min	HF 130–160	60–80% der MHF Fettverbrennungszone bis aerobe Zone	
TE 11	Straßenradtour Dauer: 120 min	HF Intervalle 20 min bei HF 130 20 min 140 10 min 160 10 min 140 20 min 150 20 min 130		
TE 12	MTB Tour mit reduzierten Flachanteilen Dauer: 120 min	HF bis 170		
Woche 5 TE 13	Spinning Dauer: 60 min	HF 130–160	60–80% der MHF Fettverbrennungszone bis aerobe Zone	
TE 14	Straßenradtour Dauer: 120 min	HF Intervalle 20 min 130 20 min 140 10 min 160 10 min 140 20 min 150 20 min 130		
TE 15	MTB Tour mit reduzierten Flachanteilen Dauer: 120 min	HF bis 170		
Woche 6 TE 16	Spinning Dauer: 60 min	HF 130–160	70–80% der MHF aerobe Zone	
TE 17	Straßenradtour Dauer: 120 min	Dauermethode HF 150		
TE 18	MTB Tour mit 1200 Höhenmetern Dauer: 180 min	HF bis 170		MTB Tour mit ca. 1200 Höhenmetern

Saskia hat bereits die Hälfte des Trainingsprogramms hinter sich gebracht und merkt, dass sie inzwischen in einen guten Trainingsrhythmus gefunden hat. Das heißt, ihr Körper hat sich diesem Belastungsumfang angepasst. Ein gutes Zeichen dafür, dass sie nun den Trainingsumfang erhöhen kann. Saskia nimmt eine zusätzliche Trainingseinheit in die zweite Hälfte des Programms mit auf. Damit hat sie mit vier Trainingseinheiten pro Woche zumindest ihre zeitlichen Kapazitäten vollständig ausgenutzt.

Das dritte Viertel des Trainingsplans »Alpenüberquerung«

Woche TE	Trainingsform/ Trainingsumfang	Trainingsprogramm	HF-Bereich für die Radeinheiten	Zwischenziel
Woche 7 TE 19	Spinning Dauer: 60 min	HF 130–160	60–80 % der MHF Fettverbrennungszone bis aerobe Zone	
TE 20	Straßenradtour Dauer: 120 min	Dauermethode HF 140		
TE 21	Spinning Dauer: 60 min	HF 130–160		
TE 22	MTB Tour mit 1000 Höhenmetern Dauer: 180 min	HF kurzfristig bis 175		
Woche 8 TE 23	Spinning Dauer: 60 min	HF 130–160	70–80 % der MHF aerobe Zone	
TE 24	Straßenradtour Dauer: 120 min	HF Intervalle 20 min 130 20 min 140 10 min 160 10 min 140 20 min 150 20 min 130		
TE 25	Spinning Dauer: 60 min	HF 130–160		
TE 26	MTB Tour mit 1000 Höhenmetern Dauer: 180 min	HF kurzfristig bis 175		
Woche 9 TE 27	Spinning Dauer: 60 min	HF 130–160	70–80 % der MHF aerobe Zone	
TE 28	Straßenradtour Dauer: 150 min	Dauermethode HF 140		
TE 29	Spinning Dauer: 60 min	HF 130–160		
TE 30	MTB Tour mit 2 Anstiegen mit je 800 Höhenmetern Dauer: 240 min	HF bis 160		MTB Tour mit 2x ca. 800 Höhenmetern

Drei Viertel des Plans sind absolviert! Saskias vorrangiges Ziel in den letzten drei Trainingswochen liegt nun darin, das gewonnene Leistungsniveau zu stabilisieren.

Das letzte Viertel des Trainingsplans »Alpenüberquerung«

Woche TE	**Trainingsform/ Trainingsumfang**	**Trainingsprogramm**	**HF-Bereich für die Radeinheiten**	**Zwischenziel**
Woche 10 TE 31	Spinning Dauer: 60 min	HF 130–160	70–80 % der MHF aerobe Zone	
TE 32	Straßenradtour Dauer: 150 min	Intervallmethode HF Intervalle 20 min 130 30 min 140 20 min 160 30 min 140 20 min 150 30 min 130		
TE 33	Spinning Dauer: 60 min	HF 130–160		
TE 34	MTB Tour mit 2000 Höhenmetern Dauer: ca 240 min	HF bis 160		
Woche 11 TE 35	Spinning Dauer: 60 min	HF 130–160	70–80 % der MHF aerobe Zone	
TE 36	Straßenradtour Dauer: 150 min	Intervallmethode HF Intervalle 20 min 130 30 min 140 20 min 160 30 min 140 20 min 150 30 min 130		
TE 37	Spinning Dauer: 60 min	HF 130–160		
TE 38	MTB Tour mit 2000 Höhenmetern Dauer: ca 240 min	HF bis 160		
Woche 12 *(Teil 1)* TE 39	Spinning Dauer: 60 min	HF 130–160	70–80 % der MHF aerobe Zone	*(siehe Woche 12, Teil 2)*

Woche TE	Trainingsform/ Trainingsumfang	Trainingsprogramm	HF-Bereich für die Radeinheiten	Zwischenziel
Woche 12 *(Teil 2)* TE 40	Straßenradtour Dauer: 150 min	Intervallmethode HF Intervalle 20 min 130 30 min 140 20 min 160 30 min 140 20 min 150 30 min 130	70–80% der MHF aerobe Zone	
TE 41	Spinning Dauer: 60 min	HF 130–160		
TE 42	MTB Tour mit 2 Anstiegen mit jeweils 1200 Höhenmetern Dauer: ca 300 min	HF bis 160		MTB Tour mit 2x ca. 1200 Höhenmetern

Eine Woche Pause und dann wie ein Wirbelsturm über die Alpen. Gutes Wetter und gute Fahrt!

3. Fitnessstudio: All-In-One

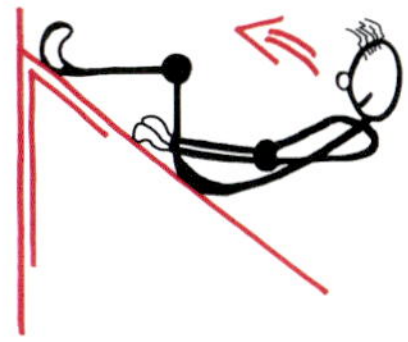

Auch wenn einige Medien den Fitnessboom schon für tot erklären wollen, das Training im Fitnessstudio ist beliebter denn je. Denn moderne Studios haben sich auf die geänderten Ansprüche der Fitnesssportler eingestellt. Step-Aerobics, Box-Aerobics, Tae Bo, Spinning oder Work Out sind nur einige der »special activities«, die Fitnessstudios neben dem klassischen Gerätetraining anbieten. Studios bieten dem Fitnesssportler damit quasi ein **All-In-One-Paket** an. Denn mit den aeroben Trainingsgeräten, den Kraftgeräten und den oben angesprochenen »special activities« kann sich jeder Sportler das passende Programm zusammenstellen. Und ein ansprechender Nassbereich mit Sauna, Dampfbad etc. gehört für ein anspruchsvolles Studio ebenfalls zum Standard.

Fitnessstudios bieten ein vielfältiges Angebot!

Aerobe Fitnessgeräte: ideal zum Auf- und Abwärmen.

Aerobe Trainingsgeräte

Aerobe Trainingsgeräte (Laufband, Radergometer/Spinning, Stepper/Crosswalker) sind für ein herzfrequenzgesteuertes Training optimal, da sämtliche Belastungsstufen exakt eingestellt und das Training damit perfekt dosiert werden kann.
Beim Training mit aeroben Trainingsgeräten sollten Sie generell auf eine ausreichende Frischluftzufuhr achten. Daher sollte die Belüftung sicherlich ein Auswahlkriterium für Ihr Fitnessstudio sein. Fenster oder zumindest eine gute Belüftungsanlage gehören zum absoluten Muss im aeroben Trainingsbereich.
Aerobe Trainingsgeräte dienen aber besonders auch als Aufwärmgeräte für die Fitnesssportler, die anschließend ein Krafttrainingsprogramm an den Geräten und Hanteln absolvieren wollen. Das nachfolgende *special* fasst die wesentlichen Punkte eines sinnvollen Auf- und Abwärmprogramms kompakt zusammen.

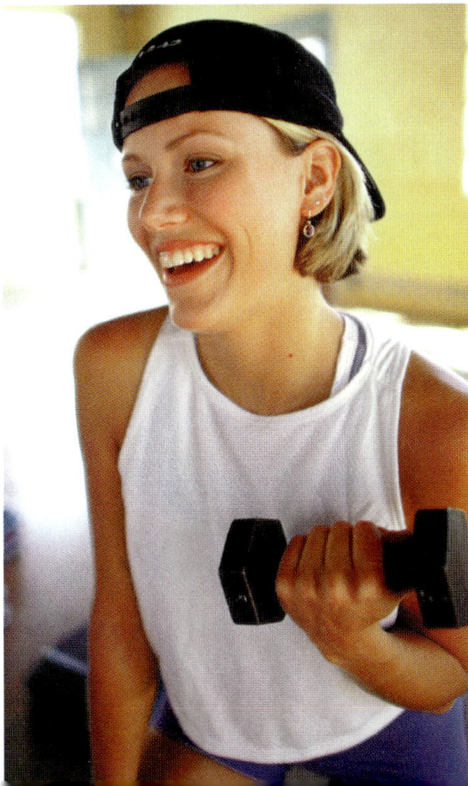

special: Warm Up – Cool Down

Eine Trainingseinheit sollte immer aus dem anfänglichen Warm Up, der anschließenden sportlichen Belastung und dem abschließenden Cool Down bestehen.

Warm Up

Das Warm Up garantiert optimale Leistungsfähigkeit und beugt Fehl- bzw. Überbelastungen vor.

Das Aufwärmen vor dem Sport dient der Vorbereitung des Organismus auf die anstehende Belastung. Dabei sollen das Herz-Kreislauf-System, die Atmung, das Nervensystem, der Stoffwechsel, die Energiebereitstellung und letztendlich auch das Muskel- und Gelenksystem auf die darauf folgenden Anforderungen vorbereitet werden, die über dem alltäglichen Belastungsniveau liegen. Damit wird eine optimierte Leistungsfähigkeit einerseits erzielt und Fehl- bzw. Überbelastungen andererseits vorgebeugt. Damit der menschliche Organismus optimal funktioniert, benötigt er eine gewisse (Betriebs-)Temperatur. Die Muskelfunktion der Anspannung und Entspannung funktioniert mit zunehmender Temperatur des Muskels immer besser. Bei einer Ausgangstemperatur des Körpers von ca. 37° Celsius wird sich die Kontraktionsgeschwindigkeit des Muskels pro Grad Temperaturerhöhung um ca. 20 % steigern. Gleichzeitig nimmt der Reibungswiderstand im Muskel mit zunehmender Temperatur ab. Dies ist vergleichbar mit der Zähflüssigkeit von öligen Flüssigkeiten, die mit zunehmender Temperatur immer dünnflüssiger werden. Ein weiterer Faktor ist die Geschwindigkeit der Reizübertragung vom Nervensystem auf die Muskulatur. Auch hier finden wir bei höheren Körpertemperaturen bessere Arbeitswerte vor.

Höhere Kontraktionsgeschwindigkeit bei geringerem Energieverbrauch heißt nichts anderes als höhere Leistung. Man kann damit bei gleichem Energieverbrauch schneller oder länger laufen, Rad fahren etc. Diese Temperaturerhöhung und die damit verbundene Leistungsoptimierung ist leider eng begrenzt. Sie liegt zwischen 37 und 39° Celsius Körpertemperatur. Steigt die Temperatur darüber hinaus, so wird die Energiebilanz hinsichtlich der Leistung wieder schlechter, da der Körper zunehmend Energie zur Kühlung bereitstellen muss. Schließlich muss der Körper einer Überhitzung und damit Schädigung vorbeugen. Diesen Funktionsmechanismus bezeichnet man als die »RGT-Regel« (Reiz-Geschwindigkeits-Temperaturregel).

Auch bei der Belastung des Gelenksystems spielt die Temperatur eine Rolle. Die knöchernen Kontaktstellen eines Gelenks sind mit Knorpel überzogen. Dieser Knorpel kann bei 38 – 39° Celsius seine Aufgaben zur Reibungsminderung und Dämpfung von Stoßbelastungen auf den Bewegungsapparat am besten und effektivsten erfüllen. An dieser Stelle sei auf die Bedeutung einer Funktionssportbekleidung verwiesen, die besonders bei kühlen Umgebungstemperaturen für eine optimale Temperatur speziell bei exponierten Gelenken, z. B. dem Kniegelenk, sorgt.

Ist die nachfolgende sportliche Belastung auch niedrig, so macht es durchaus Sinn, sich aufzuwärmen. Ein klassisches Beispiel dafür ist das Laufen: Joggen Sie fünf Minuten gemütlich mit einem Puls zwischen 100 und 120 Schlägen/min und dehnen Sie danach einige Minuten Ihre Muskulatur. Bei Trainingsübungen mit einer höheren Eingangsbelastung (z. B. einem Circuittraining, S. 99) ist eine Aufwärmphase an einem aeroben Trainingsgerät über 10 – 15 min und einem anschließenden kurzen Stretching angebracht. Der Sportler sollte seine Herzfrequenz während der aeroben Erwärmung langsam und kontinuierlich steigern, ein 30-Jähriger z. B. auf einen kurzfristigen maximalen Wert von 150 Schlägen/min.

Hinsichtlich der Übungsauswahl sollten beim Aufwärmen vor allem die Muskelgruppen angesprochen werden, die bei der folgenden Sportaktivität oder Trainingsübung ausschlaggebend sind. Die Dehnungsübungen sollten darüber hinaus alle großen Muskelgruppen des Körpers einbeziehen.

Cool Down

Beim Cool Down zum Ausklang seines Trainings fährt der Sportler langsam und stufenweise die Belastung herunter. Damit werden die ungünstigen Belastungsabbrucheffekte vermieden, die nicht nur das Herz-Kreislauf-System unnötig belasten, sondern auch das Stoffwechselgeschehen beeinträchtigen. Das langsame Abwärmen trägt zu einem beschleunigten Abbau von unerwünschten Stoffwechselschlacken (z. B. Laktat) bei. Dies ist für eine schnellere Regeneration nach Belastungen von großer Bedeutung. Nicht von ungefähr laufen sich Fußballprofis nach einem Spiel aus und gehen erst anschließend ins Entmüdungs-

Das Cool Down ist wichtig für die schnellere Regeneration.

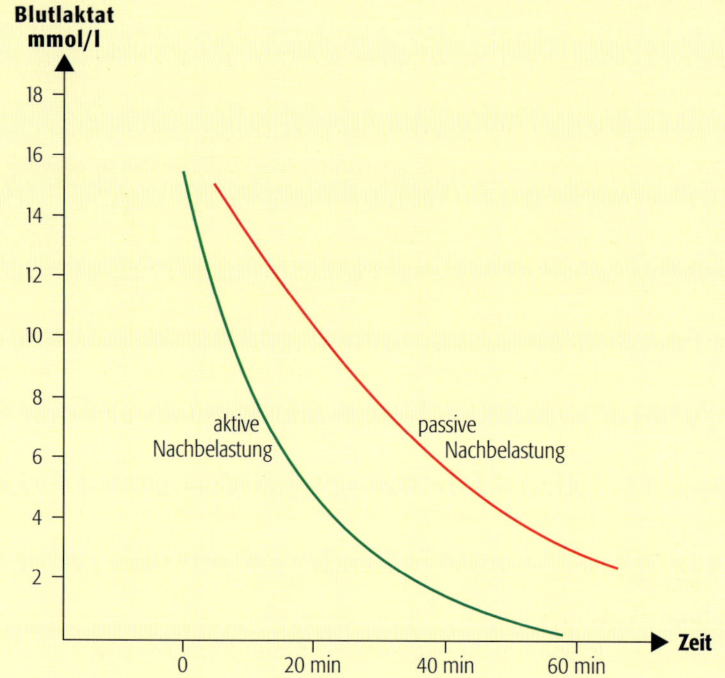

Beschleunigung der Laktatbeseitigung aus dem Blut durch aktive Gestaltung der Nachbelastungsphase (nach Badtke 1999, 334)

becken. Auch der Aufbau von neuen Zellen (z. B. Muskelzellen), die bei der Belastung geschädigt wurden, wird durch das Cool Down begünstigt. Die Gewebe werden in kurzer Zeit regeneriert und strukturieren sich auf einem höheren Leistungsniveau. Das aktive Abwärmen hat gegenüber dem passiven Abwärmen eine eindeutig höhere Effektivität. Die oben stehende Grafik verdeutlicht diesen Zusammenhang.

Laufband

Generell unterliegt das Training auf dem Laufband den gleichen Prinzipien wie dem Laufen im Freien.
Aber es ergeben sich einige Vor- wie auch Nachteile.

Vorteile

- Die Belastung kann exakt dosiert werden.
- Der zeitliche Rahmen eines Lauftrainings oder einer Trainingseinheit ist in der Regel geringer. Speziell die Kombination mit dem Gerätetraining im Studio bewirkt ein zeitliches Plus.
- Gelenkschonendes Training wird durch Dämpfung des Laufbands ermöglicht.
- In Ermüdungssituationen kann der Läufer durch das Festhalten an den seitlichen Bügeln sein Training kontrolliert fortsetzen.

Nachteile

- Monotones Trainieren
- Kein Naturerlebnis
- Meist schlechtere Frischluft-Versorgung aufgrund der Belüftungssituation im Fitnessstudio

Radergometer/Spinning

Die für das Laufbandtraining aufgeführten wesentlichen Vor- und sämtliche Nachteile gegenüber dem Laufen im Freien gelten ebenso für das Ergometertraining im Vergleich zum freien Radfahren.

Eine zusätzliche Möglichkeit, die Herz-Kreislauf-Belastung zu variieren: Die Position des Oberkörpers hat direkten Einfluss auf die Herzfrequenz. Beuge ich mich tief über den Lenker in eine fast horizontale Oberkörperposition, so wird mein Herz-Kreislauf-System entlastet. Eine Reduzierung der Herzfrequenz ist die Folge.
Dies gilt zwar auch für das freie Radfahren (Stichwort: Triathlon-Lenker), lässt sich dort aber nur geländeabhängig durchführen.

Fehlender Trainingseffekt beim Ergometer gegenüber dem freien Radfahren ist das Training des Gleichgewichts.

Beim Spinning hat man grundsätzlich die gleiche Belastungssituation wie auf dem Fahrradergometer. Allerdings ist durch die Tatsache, dass Spinning in der Gruppe durchgeführt wird, eine bessere Motivationslage gegeben. Andererseits ist die Tendenz, sich zu überlasten, durch den Gruppenzwang natürlich auch größer.

Step/Crosswalker

Am Stepper wird eine Treppensteigebewegung simuliert.
Beim **Step** besteht ebenfalls sie Möglichkeit, die Belastung auf das Herz-Kreislauf-System durch die Haltung des Oberkörpers zu variieren. Beugt sich der Sportler über das Gerät und lehnt sich mit den Unterarmen auf, so führt auch dies zu einer Entlastung der Herzarbeit.

Zunehmend findet man in den Studios auch so genannte **Crosswalker.** Dabei handelt es sich um Geräte, die Tretbewegungen der Beine und wechselweise Armbelastungen ermöglichen. Crosswalker haben gegenüber reinen Steppern den Vorteil eines umfassenderen Trainingseffektes. Auch die Pedalführung in Form einer elliptischen Bewegung belastet die Kniegelenke weniger als die reine Treppensteigebewegung.

Special Activities
(Dance – Work Out – Step-Aerobics – Box-Aerobics – Tae Bo etc.)

Besonderer Vorteil: hohe Motivation

Dafür sorgen Musik, Gruppenerlebnis, spielerisches Element und Bewegungsgefühl sowie die Verbindung von gymnastisch-tänzerischen Elementen mit Kraft und/oder koordinativen Elementen. Belastungsspitzen sollten über die Kontrolle mit der Pulsuhr vermieden werden. Alle oben genannten Formen der special activities entsprechen in der Regel einem Intervall-Training mit Belastungshöhepunkten und aktiven Pausen. Die Pulsuhr ist auch für diese aktive Pausengestaltung ein wichtiges Kontrollinstrument. Erst wenn sich die Herzfrequenz nach einer Belastung wieder auf einen bestimmten Wert abgesenkt hat, sollte die nächste Belastungsphase einsetzen.

Kraftausdauertraining

Nach wie vor haben viele Freizeitsportler Vorurteile gegen das Hantel- und Gerätetraining im Fitnessstudio. Denn bei Krafttraining denken nach wie vor viele Menschen an muskelbepackte Bodybuilder, denen beim Stemmen überdimensionaler Gewichte sämtliche Adern zu platzen drohen. Ein Schönheitsideal, das wahrlich nicht jedermanns – und speziell nicht jeder Frau's – Sache ist. Und in der Regel weder der Gesundheit noch der sportlichen Leistung dient.

Ich möchte Ihnen nachfolgend eine Trainingsmethode an die Hand geben, bei der Sie mit den gleichen Geräten bzw. Hanteln der Bodybuilder ein leistungsförderndes Gesundheitsprogramm absolvieren können. Denn ich spreche hier von einem **herzfrequenzgesteuerten Kraftausdauertraining**, das mit

- niedrigen Gewichten
- hohen Wiederholungszahlen
- kurzen, sog. »lohnenden« Pausen
- Trainingsbereichen von 60–80 % der MHF und
- komplexen Übungen, die große Muskelgruppen ansprechen,

besonders schonend für das Skelettsystem ist und trotzdem äußerst effektiv auf alle Körperbereiche wirkt. Ein übermäßiger Aufbau von Muskelmasse wird vermieden. Mit dieser Trainingsform können Sie zielgerichtet

- das Gewebe straffen
- die Muskulatur kräftigen
- die Kraftleistung verbessern
- das Skelettsystem stabilisieren
- den Fettstoffwechsel anregen und
- die Herz-Kreislauf-Leistung steigern.

Regelmäßiges Kraftausdauertraining kann darüber hinaus dem altersbedingten Muskelschwund entgegenwirken.
Die Grafik auf der nächsten Seite verdeutlicht, dass bei einem Aktiven, der ab dem 30. Lebensjahr regelmäßig 2–3-mal pro Woche ein Krafttraining durchführt, die Muskelabnahme deutlich geringer ausfällt als beim Untrainierten.

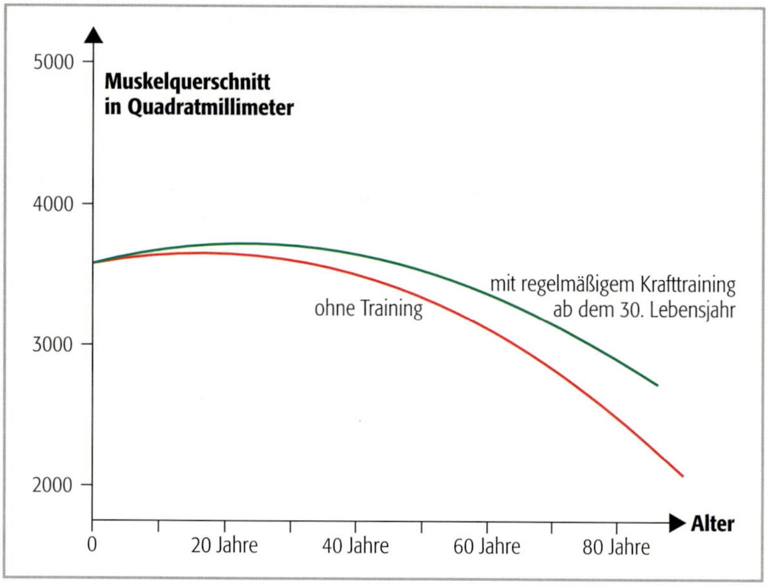

Muskelabnahme im Alter

Was bedeutet eigentlich Kraftausdauer?

In der Trainingslehre spricht man von einer Kraftausdauerleistung, wenn bei einer Belastung sowohl die Kraft, als auch die Ausdauer leistungsbestimmende Faktoren darstellen und dabei die Kraft gegenüber der Ausdauer dominiert.

Parameter für die Kraftausdauer ist die maximale Kraftfähigkeit (MKF).

Parameter ist dabei die **maximale Kraftfähigkeit (MKF).** Bei Belastungen unter 30 % der MKF dominiert die Ausdauer als leistungsbestimmender Faktor, über 30 % die Kraft und über 80 % die Maximalkraft.
Für das Kraftausdauertraining bedeutet dies, dass man mit Gewichten arbeiten sollte, die zwischen 30–50% der maximalen Kraftfähigkeit erfordern.

Können Sie z. B. beim Bankdrücken maximal 80 kg einmalig stemmen, liegt Ihre MKF im Bankdrücken also bei 80 kg, so sollten Sie mit mindestens 24 kg (= 30 % der MKF), aber maximal 40 kg (= 50 % der MKF) trainieren, um die Kraftausdauer effektiv anzusprechen.

Die Kraftausdauerleistung setzt sich zusammen aus der Leistungsfähigkeit der Muskulatur und des Herz-Kreislauf-Systems.

Wenn Sie beim Krafttraining im Fitnessstudio bei einer Übung ermüden, kann dies aus zwei Gründen erfolgen:

- Ihre eingesetzten Muskeln ermüden und/oder
- Ihr Herz-Kreislauf-System ermüdet.

Je größer die eingesetzte Muskelmasse (bei hohen Wiederholungszahlen und niedrigem Gewicht) ist, desto eher wird eine Kombination aus beiden Faktoren für die Ermüdung verantwortlich sein.

Ein Kraftausdauertraining mit der Pulsuhr als Kontroll- und Steuerungsinstrument ist daher nur sinnvoll bei Übungen, die mindestens 15 Prozent der Gesamtmuskelmasse beanspruchen. Denn erst wenn mehr als $^1/_6$ – $^1/_7$ der Gesamtmuskelmasse verstärkt tätig werden, muss die Förderleistung des Herz-Kreislauf-Systems erhöht werden.

Zum besseren Verständnis zwei praktische Beispiele:
Sie trainieren an der Bizepsmaschine isoliert die vorderen Oberarme. Die dabei beanspruchte Muskulatur ist im Vergleich zur Gesamtmuskelmasse so gering, dass Ihre Ermüdung fast ausschließlich durch eine lokale Ermüdung der beiden Oberarmmuskeln erfolgt. Machen Sie einfach den Test mit der Pulsuhr. Sie werden feststellen, dass sich Ihre Herzfrequenz – wenn Sie eine Pressatmung vermieden haben – nur geringfügig erhöht hat. Für diese Übung wird Ihnen die Pulsuhr daher kein sinnvolles Steuerungsinstrument sein.

Beispiele

Anders dagegen beim Beinstrecker. Die vordere Oberschenkelmuskulatur beider Beine zusammen macht mehr als 15 Prozent der Gesamtmuskelmasse aus. Bei niedrigem Gewicht, hohen Wiederholungszahlen und kurzen Pausen wird Ihr Herz-Kreislauf-System sichtbar beansprucht. Ihre Pulsuhr wird es Ihnen beweisen!

Im klassischen Krafttraining werden überwiegend Übungsausführungen bevorzugt, die eine Muskelgruppe möglichst separat beanspruchen. Dafür werden Ausführungen und Einstellungen gewählt, die andere Muskelgruppen weitgehend ausschalten. Bei unserem herzfrequenzgesteuerten Kraftausdauertraining sind dagegen möglichst komplexe Übungen hilfreich, die eine möglichst große Muskelmasse beanspruchen. In der Übungsauswahl habe ich daher komplexere Übungsausführungen beschrieben.

Im Krafttraining ist es hilfreich, den Körper in die drei Bereiche Oberkörper, Rumpf und Beine aufzuteilen. Damit lässt sich ein Ganzkörpertraining übersichtlich strukturieren.

Nachfolgend habe ich jeweils drei Übungen pro Körperbereich – die in jedem durchschnittlich ausgestatteten Fitnessstudio trainiert werden können – für unser Kraftausdauertraining ausgewählt und kurz beschrieben.

Oberkörper (inkl. Arme)

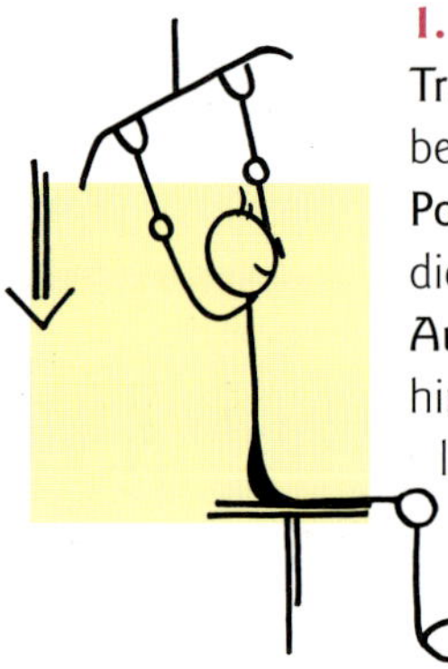

1. Lat-Ziehen vertikal

Trainingsschwerpunkte: Obere Rückenmuskulatur (Latissimus), Armbeuger (Bizeps)
Position: Sitz, Beine sind an den Oberschenkeln fixiert, Rücken gerade, die Zugstange hängt über dem Kopf.
Ausführung: Sie greifen die Stange außen an den Griffen und führen Sie hinter Ihrem Kopf fast an den Nacken. Danach geben Sie dem Gewicht langsam nach und führen die Stange wieder nach oben. Kurz bevor Ihre Arme gestreckt wären, ziehen Sie erneut an. Achten Sie darauf, dass der Rücken gerade bleibt. Sie sollten den Kopf gerade halten (= Blick geradeaus), um einen Rundrücken zu vermeiden. Dies gilt besonders für den Moment, wenn Sie die Zugstange in den Nacken ziehen.
Besonderheiten: Bei eingeschränkter Beweglichkeit im Schultergelenk – was bei Männern und älteren Menschen vermehrt vorkommt – sollten Sie sich nicht zu einem Ziehen hinter den Kopf zwingen. In diesem Fall ist es sinnvoller, sich mit geradem Oberkörper leicht nach hinten zu beugen und die Stange vor dem Kopf an die Brust zu ziehen.

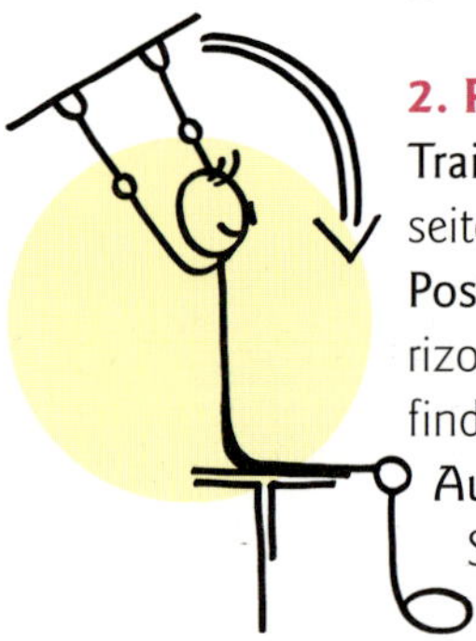

2. Pullover-Maschine

Trainingsschwerpunkte: Brustmuskulatur, Latissimus, gesamte Vorderseite des oberen Körpers (inkl. Bauchmuskulatur)
Position: Sitz, Gurt fixiert im Hüftbereich, Rücken gerade am Polster, horizontale Stange ist hinter und leicht über dem Kopf, Schultergelenk befindet sich in Höhe der Drehachse des Geräts.
Ausführung: Sie führen beide Arme parallel über den Kopf, greifen die Stange in Schulterbreite und ziehen das Gerät über den Kopf vor dem Körper nach unten. Diese Bewegung gleicht dem Ausziehen eines

Pullovers. Achten Sie bei dieser Übung auf eine möglichst große Bewegungsamplitude.
Besonderheiten: Sehr komplexe Übung mit Einsatz vieler Muskelgruppen.

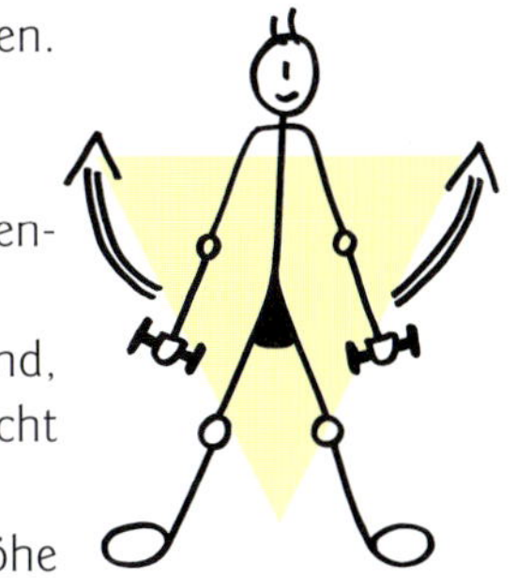

3. Kurzhanteltraining seitliches Armheben

Trainingsschwerpunkt: Schultermuskulatur (Deltamuskel, Kapuzenmuskel)
Position: Stehend, leichte Schrittstellung, eine Kurzhantel in jeder Hand, die Arme liegen seitlich am Körper an und sind im Ellbogengelenk leicht angewinkelt.
Ausführung: Die Arme werden seitlich von unten bis über Schulterhöhe nach oben gehoben. Danach werden die Arme wieder kontrolliert nach unten geführt. Achten Sie dabei darauf, dass die Bewegungsamplitude nicht zu groß ist und Ihre Muskulatur stets unter Spannung bleibt. Nehmen Sie Ihre Arme zu hoch oder zu tief, dann wird die Muskulatur zu sehr entlastet. Leiten Sie also rechtzeitig die Gegenbewegung ein. Versuchen Sie, mit dem restlichen Körper möglichst ruhig zu bleiben. Vermeiden Sie vor allem ein Mitziehen des Oberkörpers ins Hohlkreuz!
Besonderheiten: Diese Übung sollte idealerweise vor einem Spiegel durchgeführt werden, um die Bewegung kontrollieren zu können.

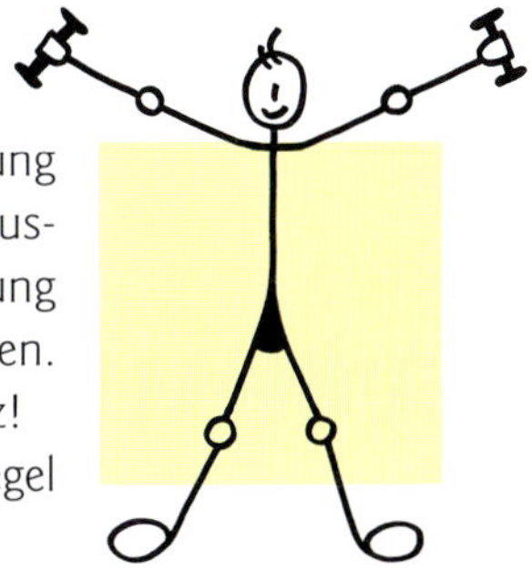

Rumpf

4. Sit-ups (mit Beineinsatz)

Trainingsschwerpunkt: Gerade obere Bauchmuskulatur
Position: Sitz auf einer schrägen Bank, Beine sind an den Füßen fixiert und im Kniegelenk (ca. 90°-Winkel) gebeugt, Kinn liegt auf der Brust und der Rücken ist dadurch rund, die Fingerspitzen sind an den Schläfen, die Ellbogen zeigen nach vorne.
Ausführung: Sie führen den Oberkörper zu den angewinkelten Knien und überwinden dabei Ihr eigenes Oberkörpergewicht. Anschließend führen Sie den Oberkörper wieder nach hinten, ohne die Oberkörperhaltung zu verändern. D. h., der Rundrücken wird beibehalten, das Kinn bleibt auf der Brust. Die Bewegung erfolgt nahezu ausschließlich im Hüftgelenk. Achten Sie darauf, dass Sie nur so weit mit dem Oberkörper zurückgehen, dass Sie keine Belastung im unteren Rückenbereich spüren! Vermeiden Sie ein aktives Ziehen am Kopf mit den Armen!

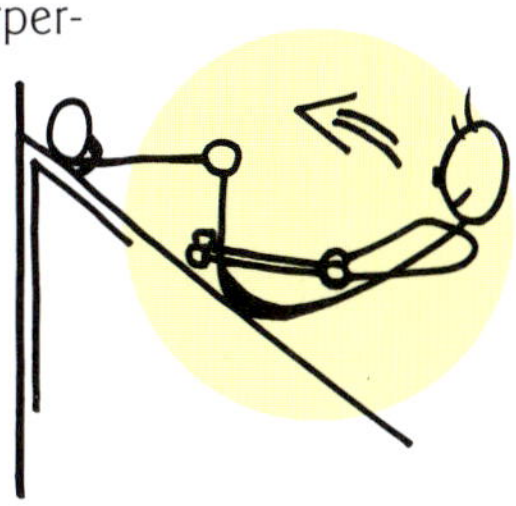

Besonderheiten: Um ausreichend viel Muskelmasse zur Beanspruchung der Herzfrequenz zu erreichen, sollten die Sit-ups mit Fixierung der Beine durchgeführt werden. Andere Sit-up-Ausführungen können u. U. das Herz-Kreislauf-System zu gering belasten.

Sie arbeiten bei dieser Übung nicht mit Gewichten, sondern mit Ihrem eigenen Körpergewicht. Die Belastung können Sie trotzdem durch zwei Komponenten variieren: Zum einen durch eine flachere (= leichter) oder steilere (= schwerer) Einstellung der Bank. Zum zweiten durch die Armhaltung. Lassen Sie die Arme seitlich am Körper anliegen – und damit näher am Drehmoment – so verringert sich die Belastung nachhaltig. Schieben Sie die Arme bei der Aufwärtsbewegung parallel zu den Beinen nach vorne, dann verringert sich die Belastung nochmals. Greifen Sie mit den Händen von außen Ihre Kniekehlen und ziehen Sie sich bei der Aufwärtsbewegung aktiv nach oben, so entlasten Sie die Bauchmuskulatur am nachhaltigsten. Dabei verringert sich natürlich der Trainingseffekt auf die Bauchmuskulatur.

Während die Schräge der Bank vor der Übung eingestellt wird, kann die Armhaltung dagegen während einer Serie problemlos geändert werden. Sollten Sie z. B. nach 15 Wiederholungen mit einer anspruchsvollen Armhaltung aufgrund von Ermüdungserscheinungen Probleme mit einer korrekten Übungsausführung haben, so können Sie für die restlichen Wiederholung auf eine leichtere Armstellung wechseln.

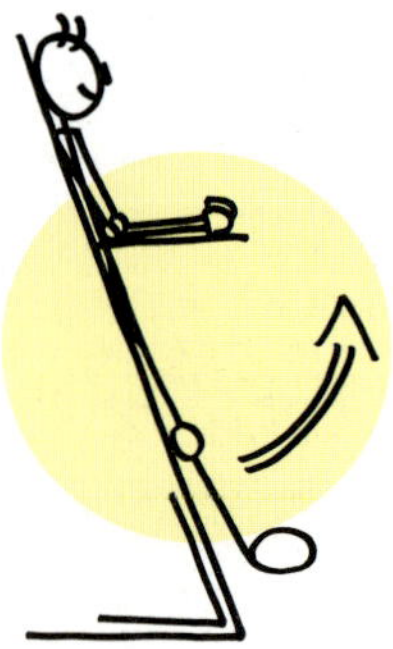

5. Knieheben im Hang

Trainingsschwerpunkt: Gerade untere Bauchmuskulatur

Position: Hang, Unterarme sind aufgestützt, Hände sind an den Griffen, Rücken ist fest am Polster, Beine hängen nach unten, Kopf leicht gesenkt.

Ausführung: Die Knie werden in Richtung Brust angehoben und wieder gesenkt. Achten Sie beim Absenken der Beine darauf, dass die Muskulatur gespannt bleibt. Die Gegenbewegung sollte also einsetzen, solange im Kniegelenk noch ein Winkel besteht.

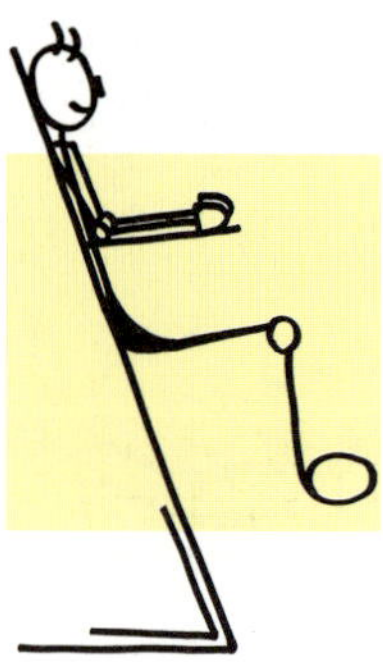

Und machen Sie kein Hohlkreuz! Vermeiden Sie ein Heben der gestreckten Beine, da die untere Wirbelsäule hierbei hoch belastet wird. Auch hier gilt: Kopf gesenkt halten.

Besonderheiten: Sie arbeiten auch bei dieser Übung mit dem eigenen Körpergewicht. Daher ist die Belastungsintensität lediglich mit der Bewegungsausführung und damit nur bedingt variierbar. Eine geringere Bewegungsamplitude nach oben verringert die Belastung. Orientieren Sie sich daher speziell an der Herzfrequenz. Für Schwergewichtige und/oder im Oberkörper schwach ausgebildete Freizeitsportler kann diese Übung auch zu einer spürbaren Beanspruchung der Stützmuskulatur führen.

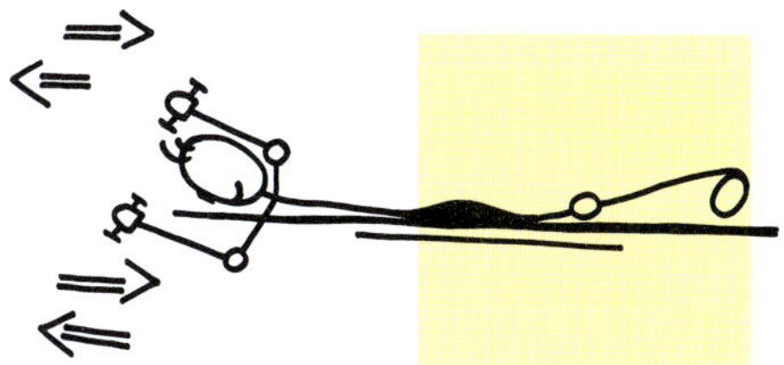

6. Statisches Rückentraining in Bauchlage (mit dynamischem Armeinsatz)

Trainingsschwerpunkt: Rückenstrecker, Gesäß, gesamte Körperrückseite
Position: Bauchlage, Körper gestreckt, Kopf gerade, Fußspitzen zeigen zum Boden, Hände liegen neben dem Kopf, bei Bedarf eine Kurzhantel in jeder Hand.
Ausführung: Sie heben die Fußspitzen, den Kopf und die Arme leicht an, so dass jeweils keine Bodenberührung mehr besteht. Die Körperrückseite ist nun komplett angespannt. Jetzt strecken und beugen Sie die Arme diagonal und parallel zum Boden, ähnlich einer Kraulbewegung im Wasser. Nur dass hier die Bewegungsrichtung ausschließlich horizontal ist. Eine Wiederholung entspricht dabei einem Armzyklus (rechter Arm strecken, linker Arm strecken = eine Wiederholung).
Besonderheit: Gesäß- und untere Rückenmuskulatur arbeiten bei dieser Übung nahezu ausschließlich statisch. Dies kommt in seiner praktischen Funktion vor allem dem Rückenstrecker entgegen, da dieser viele Halteaufgaben erfüllt.

Beine

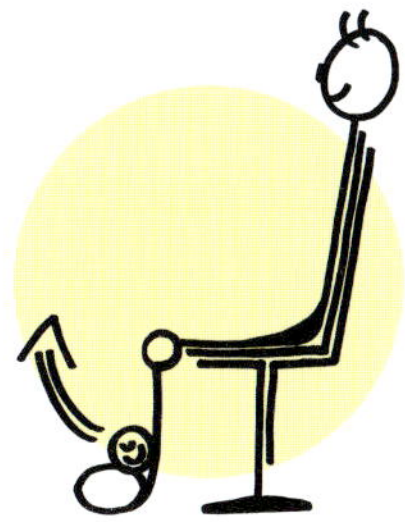

7. Beinstrecker

Trainingsschwerpunkt: Vordere Oberschenkelmuskulatur
Position: Sitz, 90°-Winkel im Kniegelenk, Kniegelenk ist auf der Höhe der Drehachse, Polster auf dem unteren Bereich des vorderen Schienbeins positioniert.
Ausführung: Sie drücken mit beiden Unterschenkeln parallel von unten gegen das Polster und strecken die Beine im Kniegelenk. Achten Sie darauf, dass Sie die Beine im Kniegelenk nicht überstrecken. Danach geben Sie dem Gewicht kontrolliert nach. Die Beine werden wieder gebeugt.

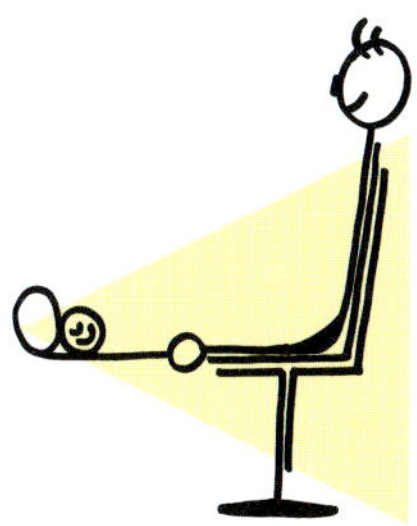

Die Bewegung geschieht dabei ausschließlich aus dem Kniegelenk. Achten Sie darauf, dass Sie die Bewegung nach oben vollständig ausführen. Je spitzer dagegen bei der Bewegung nach unten der Winkel im Kniegelenk wird, desto größer ist die Belastung auf das Gelenk. Daher sollten Sie die Bewegungsamplitude nach unten nicht vollständig ausnutzen.

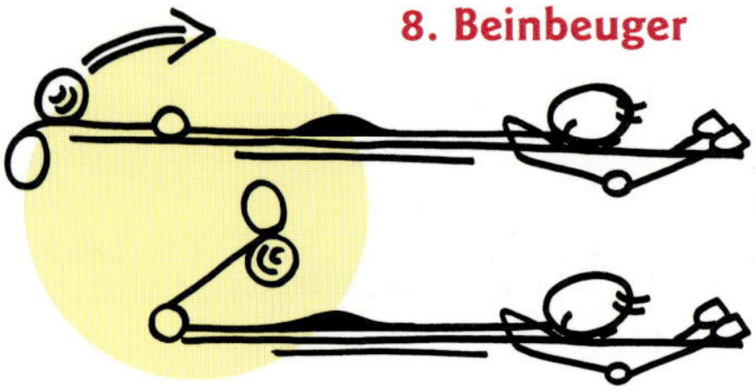

8. Beinbeuger

Trainingsschwerpunkte: Hintere Oberschenkelmuskulatur, Gesäß

Position: Horizontale Bauchlage, Beine sind ausgestreckt, Kniegelenk ist – analog zum Beinstrecker – auf der Höhe der Drehachse. Die Fersen liegen unter dem Polster des Gerätearms, Kopf ist seitlich abgelegt.

Ausführung: Sie drücken mit beiden Unterschenkeln gegen das Polster und beugen die Beine bis zum Gesäß. Danach geben Sie dem Gewicht kontrolliert nach und führen die Unterschenkel wieder fast nach unten. Auch hier sollte die Bewegung ausschließlich aus dem Kniegelenk erfolgen. Achten Sie darauf, dass der Kopf flach liegen bleibt und ein Hohlkreuz vermieden wird. Das Gesäß sollte während der Übung nicht angehoben werden.

Achtung: Aufgrund der horizontalen Lage ist die Herzfrequenz vergleichsweise niedrig.

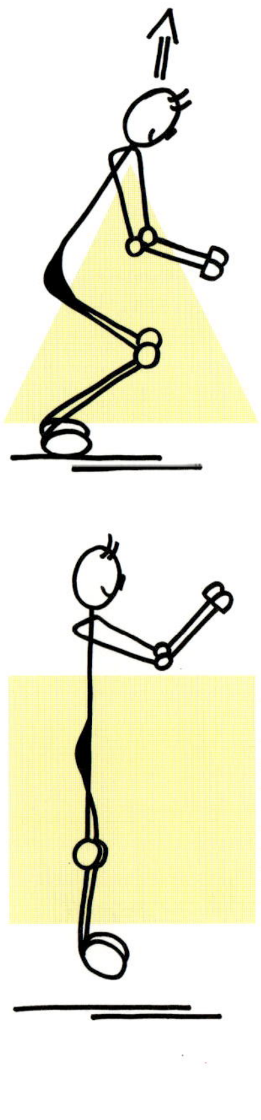

9. Strecksprünge

Trainingsschwerpunkte: Vordere und hintere Beinmuskulatur, Gesäßmuskulatur

Position: Vergleichbar einer Abfahrtshocke beim Skifahren: Breite Beinstellung, Beine in Hüft- und Kniegelenk leicht gebeugt, Rücken gerade, Kopf gerade, Arme nahe am und vor dem Körper.

Ausführung: Strecksprung in vertikaler Richtung durch das Abdrücken mit den Beinen und einem gemäßigten Armeinsatz. Mit einer abfedernden Landung soll ein fließender Übergang in den nächsten Strecksprung geschehen.

Besonderheiten: Bei dieser Übung arbeiten Sie mit dem eigenen Körpergewicht. Stark Übergewichtige sollten zur Vermeidung von Überlastungen der Knie- und Hüftgelenke diese Übung zunächst an der Beinpresse trainieren und erst ab einem fortgeschrittenen Trainingszustand zur freien Ausführung wechseln.

Mit diesen neun Übungen lässt sich ein herzfrequenzgesteuertes Kraftausdauertraining übersichtlich darstellen.

Das Multi-Circuit-Training

Das Multi-Circuit-Training basiert auf dem klassischen Circuit- oder Zirkeltraining, das wir aus dem Vereins- oder dem Schulsport kennen. Dabei werden z. B. zehn Stationen hintereinander durchlaufen. An jeder Station wird eine Übung in einem bestimmten Zeitintervall (z. B. 20 sec) ausgeführt. Nach einer festgelegten, kurzen Pause geht es dann an die nächste Übung. Je nach Umfang des Trainingsprogramms wird dieser Zirkel zwei-, drei- oder mehrmals durchlaufen.

Dieses Modell habe ich auf das Gerätetraining im Fitnessstudio übertragen und in Nuancen abgeändert, um ein effektives herzfrequenzgesteuertes Kraftausdauertraining entwickeln zu können: **Das Multi-Circuit-Training.**
Auf Gewichte, Wiederholungszahlen, Pausengestaltung und Herzfrequenz-Bereiche werde ich erst im Anschluss eingehen. Zunächst möchte ich Ihnen das Prinzip erklären:

Das Trainingsprinzip
Beim Multi-Circuit-Training bilden Sie zunächst Teilzirkel mit jeweils drei Übungen. Diese Übungen sollen so gewählt sein, dass jede Übung eine andere Körperpartie beansprucht. Also jeweils eine Übung für die Beine, den Rumpf und den Oberkörper. Innerhalb dieses Teilzirkels trainieren Sie nun diese Übungen abwechselnd und in mehreren Serien.
Ein Beispiel: Sie möchten eine Trainingseinheit mit einer Dreierserie absolvieren. Zunächst teilen Sie Ihre Übungen in drei Teilzirkel auf:

Teilzirkel 1:	Beinstrecker, stat. Rückentraining, Pullover.
Teilzirkel 2:	Beinbeuger, Sit-ups, Hanteltraining seitl. Armheben.
Teilzirkel 3:	Strecksprünge, Knieheben im Hang, Lat-Ziehen

Der Trainingsablauf für Ihren ersten Teilzirkel sieht damit folgendermaßen aus:

Serie 1 **Beinstrecker** – Pause – *Serie 1* **stat. Rückentraining** – Pause – *Serie 1* **Pullover** – Pause – *Serie 2* **Beinstrecker** – Pause – *Serie 2* **stat. Rückentraining** – Pause – *Serie 2* **Pullover** – Pause – *Serie 3* **Beinstrecker** – Pause – *Serie 3* **stat. Rückentraining** – Pause – *Serie 3* **Pullover**

Nach demselben Prinzip trainieren Sie nun in Ihrem zweiten Teilzirkel und abschließend in Ihrem dritten Teilzirkel.

Der Trainingsumfang
Mit der Anzahl der Serien, Teilzirkel und Übungen kann der Trainingsumfang variiert werden.

Die Trainingsintensität
Die Trainingsintensität ist bei einem Kraftausdauertraining sehr niedrig: hohe Wiederholungszahlen (20 – 30 Wdh.), niedrige Gewichte (maximal 40 – 50 % des Maximalgewichts) und eine durchschnittliche Herzfrequenz-Belastung von 60 – 70 % der MHF, in der Spitze auch problemlos bis 80 % der MHF möglich.

Die Pausengestaltung
Beim Kraftausdauertraining sollten die Pausen kurz sein und keine vollständige Erholung erlauben. In der Trainingslehre spricht man dabei von einer »**lohnenden Pause**«.
Über die Herzfrequenz kann die jeweilige Pausenlänge perfekt ermittelt werden. Mit der Pulsuhr wird kontrolliert, wann sich die Herzfrequenz nach einer Serie wieder auf ca. 110 – 115 Schläge pro Minute abgesenkt hat. Danach folgt die nächste Serie. Das bedeutet auch: Je niedriger Sie sich zuvor belastet haben, desto kürzer wird die Pause und umgekehrt. Die Länge der Pause wird damit perfekt geregelt!
Die Praxis zeigt allerdings, dass Sie keine wirkliche Pause einlegen werden. Sind Sie zum nächsten Gerät gewechselt und haben es eingestellt, dann sind Sie in der Regel bereits wieder im Herzfrequenz-Bereich von ca. 110 – 115 Schläge/min angelangt und können direkt mit der nächsten Übung weitermachen.

Das Multi-Circuit-Training ist ein äußerst effektives Two-In-One-Programm!

Die Trainingseffekte
Das Multi-Circuit-Training ist vorrangig ein **Kraftausdauer**training. Ein regelmäßig absolviertes Multi-Circuit-Training wird

- Ihr **Skelettsystem** stabilisieren,
- Ihre **Muskulatur** kräftigen und damit
- Ihre **Kraftleistung** verbessern sowie
- Ihr **Gewebe** straffen.

Das Multi-Circuit-Training: für Kraftausdauer und Fettverbrennung zugleich

Doch das Multi-Circuit-Training hat aus meiner Sicht noch einen weiteren, ganz entscheidenden Vorteil gegenüber dem klassischen Krafttraining. Obwohl wissenschaftlich bisher nicht eindeutig nachweisbar, bin ich von einem wesentlichen Effekt des Multi-Circuit-Training auf die Fettverwertung überzeugt. Wenn Sie sich z. B. mit einem aeroben Trainingsgerät 15 min aufwärmen, im Anschluss daran ein 45-minütiges Multi-Circuit-Training absolvieren, dann belasten Sie sich über eine Stunde permanent in einem Herzfrequenz-Bereich von mindestens 110 bis 140, maximal bis 160 Schlägen/min. Und damit werden auf effektive Weise die Fettreserven Ihres Körpers reduziert. Ein gezieltes Multi-Circuit-Training kann daher als **Two-In-One-Programm** angesehen werden!

Die Belastungs- und Entlastungsphase

Bei der Ausführung einer Kraftübung unterscheidet man zwei Phasen: In der ersten Phase einer Übung wird das Gewicht überwunden. Diese Phase wird als **Belastungsphase** bezeichnet. Danach folgt die Bewegungsumkehr. Die Bewegung erfolgt in die Gegenrichtung bis annähernd an die Ausgangsposition zurück. Dabei wird dem Gewicht lediglich kontrolliert »bremsend« nachgegeben. Diese zweite Phase wird als **Entlastungsphase** bezeichnet, da die Belastungsintensität hier deutlich geringer ist.

Die Bewegungsgeschwindigkeit

Beim Krafttraining wird eine kontrollierte Bewegung gefordert, die eine permanente Muskelspannung garantiert. Daher sind zunächst einmal ganz allgemein fließende, nahezu gleichmäßig schnelle Bewegungen durchzuführen. Dabei gilt: Die Entlastungsphase sollte eher langsamer, keinesfalls aber schneller als die Belastungsphase ausgeführt werden.

Die Bewegungsgeschwindigkeit beim Krafttraining kann anhand des richtigen Atemrhythmus individuell am einfachsten und natürlichsten bestimmt werden. Die Dauer einer Übungswiederholung (= eine Belastungs- und Entlastungsphase) entspricht einem Atemzyklus (= Aus- und Einatmen).

Die Atmung

Beim Krafttraining sollten Sie sich ganz bewusst auf einen möglichst gleichmäßigen Atemrhythmus konzentrieren, um eine Pressatmung zu verhindern. Dabei gilt die Regel: Atmen Sie in der Belastungsphase aus

und in der Entlastungsphase ein. Damit regelt sich auch automatisch, wie bereits angesprochen, die Bewegungsgeschwindigkeit.
Die Grundregeln der Atmung habe ich in dem folgenden *special* kurz zusammengefasst.

Stimmen Sie Bewegungsgeschwindigkeit und Atmung aufeinander ab.

Zuvor möchte ich aber anhand des Trainings am Beinstrecker die Belastungs- und Entlastungsphase sowie den Zusammenhang von Bewegungsgeschwindigkeit und Atmung einmal exemplarisch darstellen:
Sie sitzen auf dem Beinstrecker in Ausgangsposition, also mit gebeugten Beinen. Zunächst atmen Sie ein. Mit dem Ausatmen beginnen Sie gleichzeitig mit der Streckung der Beine, also dem Überwinden des Widerstands (= Belastungsphase). Sie atmen möglichst gleichmäßig und bis zum Ende der Beinstreckung aus. In der Gegenbewegung, also dem Beinbeugen mit kontrolliertem Nachgeben des Gewichts (= Entlastungsphase), atmen Sie wieder ein. Je höher die Belastungsintensität ist, desto schwerer fällt eine ruhige, gleichmäßige Atmung. Damit speziell in der Belastungsphase die Luft nicht angehalten wird, sollte zumindest ein gepresstes Ausatmen durchgeführt werden.

special: Atmung

Eine falsche Atmung beeinträchtigt die Leistungsfähigkeit.

Die Atmung ist ein lebenswichtiger Vorgang, der im normalen Alltag nicht bewusst oder aktiv gestaltet werden muss. Trotzdem gibt es auch Alltagssituationen, in denen die Atmung bewusst ausgeführt wird. Wenn man z. B. vor einer Prüfung besonders aufgeregt ist, versucht man über eine bewusst tiefe und ruhige Atmung dieser Nervosität Herr zu werden.
Im Sport dagegen muss man unterscheiden zwischen geübten Sportlern und Ungeübten. Der Leistungssportler hat sich bei seiner Sportart die passende Atmung angeeignet und spult sie automatisch – je nach Anforderung – in der richtigen Form ab. Beim Untrainierten ist die Atmung oft fehlerhaft und beeinflusst damit sowohl die Leistungsfähigkeit als auch die Herzfrequenz. Neben der Einschränkung der sportlichen Leistungsfähigkeit kann im Extremfall eine falsche Atmung sogar gesundheitsgefährdend wirken. Ein Beispiel hierfür ist die so genannte Pressatmung, die besonders bei Tätigkeiten mit erhöhtem Kraftwiderstand auftritt. Besonders bei älteren Personen oder Personen mit sensibler Herzfunktion können auf diesem Wege Herzrhythmusstörungen auftreten. Andererseits trägt eine vertiefte, fließende Atmung zu einer Ökonomisierung der Körperfunktionen und zur Entspannung bei. Daher muss die Atmung beim Sport erst bewusst trainiert werden. Nach einiger Routine werden Sie – ähnlich wie beim Autofahren – feststellen, dass sich Ihre Atmung beim Sporttreiben nach und nach automatisiert.

Atmung beim Ausdauertraining

Ein häufiger Fehler beim Ausdauertraining ist die so genannte Hechelatmung. Dabei handelt es sich um eine oberflächliche Atmung mit vielen Atemzügen – sowohl beim Ein- als auch beim Ausatmen – in einem kurzen Zeitintervall. Bei dieser Hechelatmung wird nicht das gesamte Lungenvolumen ausgenutzt und damit nur unzureichend Sauerstoff zugeführt. Der Körper reagiert darauf mit einer Erhöhung der Herzfrequenz, um über die Quantität für den nötigen Ausgleich zu sorgen. Die Folge sind eine Leistungsminderung und im ungünstigsten Fall gesundheitliche Probleme bis hin zu ausgeprägten Kreislaufirritationen aufgrund der nicht angepassten Sauerstoffversorgung.
Achten Sie deshalb bewusst auf eine möglichst ruhige und tiefe Atmung, ohne dabei in das Gegenteil einer übertrieben und zwanghaft vertieften

Atmung zu verfallen. Auch dieses Extrem verursacht eine Leistungsminderung.

Dies erreichen Sie am besten über einen gleichmäßigen Atemrhythmus, den Sie Ihrem Trainingsrhythmus angleichen. Dabei ist gerade auch das nahezu vollständige Ausatmen von Bedeutung, das meist automatisch ein angepasstes Einatmen nach sich zieht. Lassen Sie Ihre Atmung fließen.

Atmung beim Krafttraining

Eine richtige Atmung ist für die sportliche Leistung, die Funktion des Herz-Kreislauf-Systems und die Gesundheit von entscheidender Bedeutung!

Beim Krafttraining kann man oft eine Pressatmung und die damit verbundenen »roten Köpfe« beobachten. Aufgrund des aufgebauten Drucks staut sich das Blut im Kopf, was weder ästhetisch noch sonderlich gesundheitsfördernd ist. Die Pressatmung hat tatsächlich den Vorteil, dass man kurzfristig mehr Kraft entfalten kann. Daher wird ein Gewichtheber natürlich in Aktion immer die Luft anhalten. Bei Übungen, die die Maximalkraft trainieren und daher auch nur wenige Sekunden dauern, ist die Pressatmung kaum zu vermeiden. Aber besonders im Kraftausdauerbereich lässt sich die Pressatmung mit bewusstem Training problemlos vermeiden. Auch dort kann Ihnen die Kopplung des Atemrhythmus mit dem Bewegungsrhythmus hilfreich sein. Bei Kraftübungen wechseln sich Belastungsphase (Widerstand wird überwunden) und Entlastungsphase (kontrolliertes Nachgeben und Rückführen des Gewichts) ab. Da man besonders in der Belastungsphase zu einer beeinträchtigten Atmung neigt, sollte der Kraftsportler in der Entlastungsphase einatmen und in der Belastungsphase ausatmen. In der Belastungsphase ist der Körper angespannter und das Ausatmen fällt hier in der Regel leichter als das Einatmen.

Fazit: Sie erhöhen Ihre sportliche Leistung, unterstützen das Herz-Kreislauf-System und fördern Ihre Gesundheit, indem Sie richtig atmen!

Den Einfluss der Atmung auf die Herzfrequenz können Sie eindrucksvoll mit Hilfe Ihrer Pulsuhr testen: Atmen Sie in der Cool-Down-Phase nach einem Ausdauertraining bewusst mehrmals tief ein und aus. Und Sie werden zusehen können, wie sich Ihre Herzfrequenz rasch senkt.

Trainingsplan »Lebensqualität Plus«: Abnehmen – Wohlfühlen – Gut aussehen!

Den Trainingsplan »Lebensqualität Plus« habe ich als sportartübergreifenden Plan konzipiert. Anhand dieses Plans können Sie einen Einblick bekommen, wie man verschiedene Sportarten und verschiedene Belastungen miteinander kombinieren kann, um Abwechslung im Sport zu erreichen und gesetzte Ziele trotzdem konsequent verfolgen zu können.

Das Hauptziel dieses Plans besteht zunächst darin, überflüssige Fette loszuwerden und langfristig nicht mehr zuzunehmen. Dabei geht es aber nicht um die nackte Zahl an Kilos, die die Waage weniger anzeigt, sondern um eine bessere Relation von Muskelmasse zu den Fettanteilen. Denn dieser Plan soll weiter gehende Ziele verfolgen, die die Lebensqualität nachhaltig verbessern.

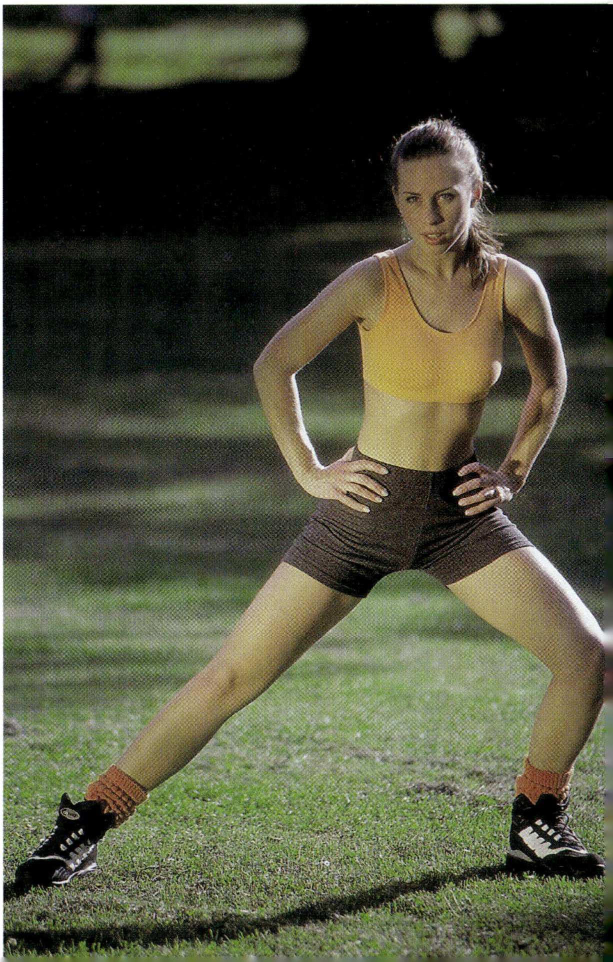

Allgemeine Ziele des Trainingsplans »Lebensqualität Plus«:

- Gewicht reduzieren bzw. halten
- Herz-Kreislauf-System verbessern
- Skelettsystem stabilisieren
- Körpergewebe straffen
- frischere und schönere Haut
- Stressabbau

Mit diesem Plan sollen aber auch spezielle individuelle Ziele verfolgt werden können. Hier einige Beispiele:

Individuelle Teilziele mit dem Trainingsplan »Lebensqualität Plus«:

- Oberschenkel, z. B. als Vorbereitung für das Skifahren, kräftigen
- speziell die Problemzone »unterer Rücken« stärken
- Funktion der Atmungsorgane optimieren

Jetzt können wir uns konkret an unseren sportartübergreifenden Trainingsplan machen. Ich habe beispielhaft einige Sportarten ausgewählt. Mit den Sportarten

Abwechslungsreich und effektiv: der sportartübergreifende Trainingsplan

Laufen (inkl. Laufbandtraining)
Radfahren (inkl. Spinning)
Aerobic/Dance
Skaten

trainieren wir hauptsächlich die Ausdauerleistungsfähigkeit und das Herz-Kreislauf-System. Mit dem

Krafttraining (Gerätetraining)

wollen wir die Kraftausdauer verbessern, das Gewebe straffen, unsere Muskulatur kräftigen und damit unser Skelettsystem stabilisieren. Mit den Sportarten

Tennis
Skifahren

verbinden wir Spaß und Geselligkeit, Spieltrieb und Naturerlebnis. Sie dienen daher zum Stressabbau und dem aktiven Ausgleich zu unserem Berufsalltag.

Ein komplexer Trainingsplan erfordert natürlich auch einen großen Zeitumfang. Auf drei bis vier Trainingseinheiten pro Woche muss man sich schon einstellen. Ich verweise daher an dieser Stelle nochmals auf das *special* »Time-Management« (S. 62). Eine Mitgliedschaft in einem multifunktionalen Fitnessstudio kann unter zeitlichen Aspekten überaus hilfreich sein. Denn dort lassen sich zwei Trainingsformen am besten in einer Trainingseinheit kombinieren.

Zum Beispiel *Kraftausdauertraining + Aerobes Ausdauertraining:* Jeder Fitnesssportler sollte seinen Körper vor dem Training an Kraftmaschinen an einem aeroben Trainingsgerät für 12 – 15 min aufwärmen. Den Kreislauf in Schwung bringen, damit die Muskulatur gut durchblutet ist. Nutzen Sie dieses Warm Up, indem Sie einfach statt der 12 – 15 min gleich 30 min Radfahren, Laufen oder Steppen. Damit haben Sie mit nur 15 – 18 zusätzlichen Minuten gleich ein ganzes Herz-Kreislauf-Training absolviert. Und sind sicherlich gut aufgewärmt für ein kompaktes Kraftausdauertraining. Damit können Sie in knapp 90 Minuten sowohl Herz und Kreislauf als auch Kraftausdauer trainieren.

Erholung

Bei einem sportartübergreifenden Trainingsplan muss man bezüglich der Erholungszeiten zwei Ebenen berücksichtigen. Die allgemeine Beanspruchung des Körpers resultiert aus der Summe aller sportlichen Aktivitäten. Deshalb sollten zwei bis drei Ruhetage pro Woche als Freizeitsportler eingehalten werden, um den Körper nicht zu überlasten. Trotzdem können drei oder vier Sporttage problemlos aneinander gereiht werden. Dabei sollte aber berücksichtigt werden, dass verschiedene Komponenten trainiert werden. Vier Ausdauertrainingstage hintereinander sollten Sie vermeiden. Aber Laufen am ersten, Tennis am zweiten, Radfahren am dritten und Krafttraining am vierten Tag ist durchaus machbar. Variieren Sie also Ihre Trainingskomponenten!

Ernährung

Das wichtige Teilziel Gewichtsabnahme ist natürlich nur zu erreichen, wenn parallel zum Sport auch die bewusste Ernährung mit einbezogen wird. Denn abnehmen kann der Mensch nur, wenn er weniger Kalorien durch Nahrung zuführt, als er durch Bewegung verbraucht. Einige Anregungen zum Thema (Sport-)Ernährung finden Sie im folgenden *special*.

special: (Sport-)Ernährung

Analog zum Bewegungsmangel agieren wir auch bei der Ernährung wider besseren Wissens. Denn woraus eine ausgewogene Ernährung besteht, ist uns allen sehr wohl bekannt. Und doch scheitert unsere Ernährung meist an derselben Inkonsequenz, die unserer Gesellschaft auch den Bewegungsmangel beschert. Besorgnis erregende Untersuchungen von Gesundheitsforschern und Krankenkassen zur Zivilisationskrankheit Übergewicht sprechen für sich.

Diät oder Fasten, Vollwert oder Trennkost, cholesterin- oder fettfrei – die Konsumgesellschaft und ihre Werbeindustrie überhäufen uns mit Produkten, Trends und pseudowissenschaftlichen Ergüssen über angeblich revolutionäre und einzig richtige Ernährungsformen. Tatsächlich sind die Grundregeln einer gesunden Ernährung kein Hexenwerk. Und der Sportler muss seine individuelle Ernährung auf Basis dieser Grundregeln lediglich akzentuieren – je nach Motiv und Zielsetzung seiner Sportausübung.

Die richtige Ernährung für ein allgemeines Wohlbefinden:

◆ Kohlenhydrate	60 % der täglichen Kalorienmenge
◆ Eiweiße	20 %
◆ Fette	20 %

Die allgemeinen Grundregeln einer ausgewogenen und gesunden Ernährung hat jeder von uns schon mal gehört:

Achten Sie auf eine fettarme Ernährung.

Vitamin- und kohlenhydratreiche Kost, wenig Fett und nur gelegentlich Fleisch oder Fisch. Dazu die gemäßigt portionierten Mahlzeiten vernünftig auf den Tag verteilt und das letzte Mahl nicht zu spät am Abend eingenommen. Viel trinken (mindestens drei Liter), vornehmlich Wasser oder Saftschorle, dagegen Alkohol nur in Maßen. Damit sind Sie gestärkt für den Alltag.

Die richtige Sporternährung für die Gewichtsabnahme:

◆ Kohlenhydrate	75 % der täglichen Kalorienmenge
◆ Eiweiße	20 %
◆ Fette	5 %

Nur wer weniger Kalorien zu sich nimmt, als er verbraucht, kann langfristig abnehmen. Denn das unbarmherzige Naturprinzip lautet: Jede überschüssige Kalorie, die wir zu uns nehmen, wird am Ende als Körperfett

Jede Kalorie, die wir mehr zu uns nehmen, als wir verbrauchen, wird am Ende als Körperfett gespeichert!

gespeichert, unabhängig von der Zusammensetzung. Das heißt: Ausschließlich die Gesamtbetrachtung der Nahrungszusammensetzung, der Summe des Nährwertes und des effektiven Verbrauchs ergeben am Ende eine vernünftige Ernährung. Und damit auch ein reguliertes Körpergewicht. FDH – »Friss die Hälfte« – ist eine Möglichkeit. Aber fettarme, nicht allzu üppige Mahlzeiten in Verbindung mit einem umfangreichen Sportprogramm haben sicherlich bessere Erfolgsaussichten. Leicht verdauliche Kost sorgt – in Verbindung mit dem Sport – für eine bessere Verdauung. Um den Bedarf an Proteinen abzudecken und trotzdem leicht Verdauliches zu sich zu nehmen, bieten sich u. U. konzentrierte Eiweiß-Präparate an.
Dem Trinken kommt beim Abnehmen eine ganz besondere Bedeutung zu. Wer gesund abnehmen möchte, sollte drei bis fünf Liter Flüssigkeit pro Tag zu sich nehmen. Je mehr Sport betrieben und dadurch Flüssigkeit verloren wird, desto höher sollten die täglichen Mengen ausfallen. Gelegentliche Einnahme von Nahrungsergänzungsmitteln, z. B. Vitamin- und Mineral-Tabletten, verhindern zudem Mangelerscheinungen. Auch hier ist eine eingehende Information über Zusammensetzung und evtl. Nebenwirkungen ratsam, um gesundheitsgefährdende Folgen auszuschließen.

Die leistungsorientierte Sporternährung:

◆ Kohlenhydrate	65 % der täglichen Kalorienmenge
◆ Eiweiße	25 %
◆ Fette	10 %

Die Kohlenhydratverbrennung liefert die effektivste Energie. Daher sind kohlenhydratreiche Nahrungsmittel für die sportliche Leistung unabdingbar. Jeder von uns kennt die Geschichten von den Spaghetti-Orgien von Marathonläufern und Radrennfahrern am Vorabend eines Wettkampfs. Damit füllen diese Ausdauersportler ihre Kohlenhydratspeicher nochmals auf. Leistungsorientierte Ausdauersportler müssen aber auch ausreichend Fette und Eiweiße zu sich nehmen. Immerhin spielt die Fettverbrennung bei mehrstündigen Ausdauerbelastungen eine bedeutende Rolle. Und die Muskulatur benötigt Proteine als Baustoff. Auch für den leistungsorientierten Sport bieten sich daher Eiweiß-Konzentrate an. Und Vitamine und Mineralien sollten über Nahrungsergänzungsmittel regelmäßig zugeführt werden. Denn der Verlust an Vitaminen und Mineralien bei intensiver und umfangreicher sportlicher Betätigung lässt sich mit der herkömmlichen Nahrung nicht vollständig ausgleichen. Achten Sie dabei aber auf die Qualität der Produkte. Schließlich haben verunreinigte Ergänzungsmittel gerade in letzter Zeit aus einigen Leistungssportlern unfreiwillig Dopingsünder gemacht. Auch hier sollten im Sinne der Gesundheit lieber Mittel aus der Apotheke bezogen und etwas mehr Geld investiert werden.

Alkohol und Sport

Egal, ob man Abnehmen oder Leistung bringen möchte, für den Sportler ist Alkohol kontraproduktiv. Zunächst einmal haben alkoholische Getränke überdurchschnittlich viele Kalorien. Und selbst geringe Mengen Alkohol behindern den natürlichen Verdauungsprozess. Die zugeführte Nahrung bleibt länger im Magen und kann somit nicht optimal verarbeitet und in Energie umgewandelt werden. Zudem verlangsamt Alkoholkonsum nach dem Sport den Regenerationsprozess erheblich.
Eine kleine Faustregel für alle, die auf ein gewisses Maß an Alkohol nicht verzichten wollen, lautet demnach: Der Alkoholkonsum sollte in einem möglichst weiten zeitlichen Abstand zur Sportausübung geschehen. Sollten Sie also abends nach dem Sport mit Freunden auf einen Kneipenbesuch treffen, dann starten Sie lieber mit einer Apfelsaftschorle als Durstlöscher.

Nahrungsaufnahme vor dem Sport

In der Regel sollten zwischen der letzten Nahrungsaufnahme und dem Sport mindestens zwei Stunden liegen!

Ein Freizeitsportler, der morgens trainiert, sollte dies vor einem reichlichen Frühstück tun. Ein kleiner, nicht belastender Imbiss, der Leistungsfähigkeit und Wohlbefinden garantiert, kann aber problemlos eingenommen werden. Ansonsten gilt die Regel, dass zwischen der letzten Nahrungsaufnahme und dem Sport mindestens zwei Stunden liegen sollten. Wobei es natürlich einen deutlichen Unterschied macht, ob man eine üppige Mahlzeit, einen kleinen Snack oder nur einen Energieriegel zu sich genommen hat.

Ein detaillierter Ernährungsplan ist – gerade für den sportlich Aktiven – sinnvoll, würde aber den Rahmen dieses Buches sprengen. Falls Sie aber bei der Umsetzung der angesprochenen Grundregeln weiterführende Informationen benötigen, so möchte ich Ihnen das Buch von Peter Konopka zur Sporternährung (siehe Literaturhinweise, S. 122) ans Herz legen.

Bevor wir den **Trainingsplan »Lebensqualität Plus«** konkret angehen, sei noch darauf hingewiesen, dass beim Tennis ebenso wie beim Skifahren die Pulsuhr im Trainingsplan nur als Kontrollinstrument zur Vermeidung von Belastungsspitzen dient. Gerade beim Skifahren in großer Höhe ist das Herz-Kreislauf-System besonders beansprucht. Die Pulsuhr zeigt Ihnen rechtzeitig an, wann Sie eine kleine Pause machen oder zumindest einen Gang zurückschalten sollten.

Exemplarisch:
Der sportartübergreifende Trainingsplan »Plus«

Ein **exemplarischer Monatszyklus** eines sportartübergreifenden Trainingsplans, der auf eine allgemeine Anhebung der Lebensqualität durch Sport abhebt, könnte also folgendermaßen aussehen:

Woche TE	**Sportart**	**Trainingsprogramm**	**HF-Bereich**	**Vorrangiges Trainingsziel**
Woche 1 TE 1	Laufen	30 Minuten Waldlauf	70–80% der MHF aerobe Zone	Verbesserung des Herz-Kreislauf-Systems
TE 2	Gerätetraining	Multi-Circuit-Training	60–80% der MHF Fettverbrennungs-Zone bis aerobe Zone	Kraftausdauer
TE 3	Radfahren	2 Stunden Radtour in flachem Gelände	60–70% der MHF Fettverbrennungs-zone	Fettstoffwechsel anregen!
Woche 2 TE 4	Tennis	1–2 Stunden Tennis	Auf Belastungsspitzen achten!	Spaß + Stressabbau!
TE 5	Laufen	1 Stunde Laufen	60–70% der MHF Fettverbrennungs-zone	Fettstoffwechsel anregen!
TE 6	Studio-Kombi: Radergometer + Gerätetraining	30 Minuten Rad-ergometer anschließend Multi-Circuit-Training	70–80% der MHF 60–80% der MHF	HK-Training Kraftausdauer
TE 7	Skaten	1 Stunde Skaten	50–70% der MHF	Aktive Regeneration!

Der Trainingsplan »Plus« geht auf der nächsten Seite weiter.

Woche TE	**Sportart**	**Trainingsprogramm**	**HF-Bereich**	**Vorrangiges Trainingsziel**
Woche 3 TE 8	Laufen	45 Minuten Intervall-Training Wechselnde Intensität: 5 min b. 60 % d. MHF 10 min b. 70 % d. MHF 5 min b. 60 % d. MHF 10 min b. 80 % d. MHF 5 min b. 60 % d. MHF 5 min b. 90 % d. MHF 5 min b. 60 % d. MHF	60–90 % der MHF Fettverbrennungszone bis Schwellenzone	Steigerung der aeroben Ausdauerleistung! Verschiebung der anaeroben Schwelle nach oben!
TE 9	Studio-Kombi: Aerobic + Gerätetraining	1 Stunde Aerobic anschließend Multi-Circuit-Training	60–80 % der MHF	Aerobe Ausdauer Kraftausdauer
TE 10	Laufen	30–45 min Joggen	60–70 % der MHF	Aktive Regeneration!
Woche 4 TE 11	Radfahren	2 Stunden Mountainbike-Tour in hügeligem Gelände	60–90 % der MHF	Aerobe Ausdauer Aerob/anaerobes Schwellentraining
TE 12	Skifahren	Tagesausflug in die Alpen!	Auf Belastungsspitzen achten!	Spaß, Stressabbau + Sauerstoff tanken!
TE 13	Kombi: Laufen + Gerätetraining	45 min Laufband-training anschließend Multi-Circuit-Training	60–70 % der MHF 60–80 % der MHF	Fettstoffwechsel anregen! Kraftausdauer
TE 14	Radfahren	1 Stunde Spinning	60–80 % der MHF	Aerobe Ausdauer Verbesserung der HK-Leistung

Wer ein derart umfangreiches Training durchführt, wird bei normaler Ernährung schwerlich Probleme mit seinem Gewicht haben. Trotzdem möchte ich darauf hinweisen, dass die nackte Zahl auf der Waage diesen Fakt eventuell nicht hinreichend dokumentiert. Denn dieses Training kräftigt natürlich auch die Muskulatur. Eine Gewichtszunahme durch die trainierte Muskulatur gleicht auf der Waage einen Teil der Gewichtsabnahme durch den Fettabbau aus. Daher ist der Körperfettanteil in diesem Fall der objektivere Gradmesser.

Allerdings bin ich mir sicher, dass Sie diese Kontrollmechanismen bald nicht mehr benötigen. Denn Sie werden nach einigen Wochen Ihre Trainingserfolge, die Veränderung Ihres Körpers, im Spiegel bestaunen können. Und das ist immer noch die beste Kontrollinstanz! Und Ihre neu gewonnene Vitalität wird hoffentlich der Antrieb sein, am Ball zu bleiben.

Endspurt

Herzfrequenzgesteuertes Training hilft, effektiv und zielgerichtet Sport zu treiben. Konsequenz ist in diesem Buch eines der Schlüsselwörter. Ich möchte aber abschließend davor warnen, dass aus Konsequenz ein Dogma wird. Man sollte bei aller Begeisterung nicht dogmatisch auf die Pulsuhr und den Trainingsplan starren. Theoretisch kann der im Plan festgelegte Trainingslauf richtig sein. Aber das Tennismatch mit einem guten Freund ist nach einem nervigen und anstrengenden Arbeitstag für Ihr Wohlbefinden und den Stressabbau eventuell doch die bessere Entscheidung. Und den Lauf kann man nachholen. Eine Pulsuhr ist für jeden Sportler ein hilfreiches Kontrollinstrument. Sie sollte das eigene Körpergefühl aber nicht ersetzen, sondern – ganz im Gegenteil – fördern und unterstützen. Wenn Sie diese Regel befolgen, dann werden Sie über den Einsatz der Pulsuhr im Sport Ihre Lebensqualität steigern. Dazu wünsche ich Ihnen viel Spaß.

München, Oktober 2001 *Dr. Günther Penka*

Anhang 1: Gewichtstabellen

Metropolitan Life Größen- und Gewichtstabellen

Die folgenden Tabellen geben einen Überblick über das Normalgewicht bezogen auf Körpergröße, Knochenbau und Geschlecht.

Männer (in Kilogramm)

Größe (cm)	Knochenbau Schmal	Knochenbau Mittel	Knochenbau Kräftig
157	58 - 61	59 - 64	63 - 68
160	59 - 62	60 - 65	63 - 69
163	60 - 63	61 - 66	64 - 71
165	61 - 63	62 - 67	65 - 73
168	62 - 64	63 - 68	66 - 74
170	63 - 66	64 - 70	68 - 76
173	63 - 67	66 - 71	69 - 78
175	64 - 68	67 - 73	70 - 80
178	65 - 70	68 - 74	72 - 82
180	66 - 71	70 - 75	73 - 83
183	68 - 73	71 - 77	74 - 85
185	69 - 74	73 - 79	76 - 87
188	70 - 76	74 - 81	78 - 89
191	72 - 78	76 - 83	80 - 92
193	73 - 80	78 - 85	82 - 94
196	75 - 82	79 - 87	84 - 96
198	77 - 83	81 - 89	87 - 98
201	79 - 85	83 - 92	89 - 101
203	81 - 87	85 - 94	91 - 103
206	83 - 89	87 - 96	93 - 105
208	84 - 91	88 - 98	96 - 107
211	86 - 93	90 - 101	98 - 110
213	88 - 94	92 - 103	100 - 112
216	90 - 96	94 - 105	102 - 114
218	92 - 98	96 - 107	105 - 117
221	93 - 100	98 - 110	107 - 119
224	95 - 102	99 - 112	109 - 121
226	97 - 103	101 - 114	112 - 123
229	99 - 105	103 - 117	114 - 126
231	101 - 107	105 - 119	116 - 128

Frauen (in Kilogramm)

Größe (cm)	Knochenbau Schmal	Mittel	Kräftig
147	46 - 50	49 - 55	54 - 59
150	47 - 51	50 - 56	54 - 61
152	47 - 52	51 - 57	55 - 62
155	48 - 54	52 - 59	57 - 63
157	49 - 55	54 - 60	58 - 65
160	50 - 56	55 - 61	59 - 67
163	52 - 58	56 - 63	61 - 68
165	53 - 59	58 - 64	62 - 70
168	54 - 60	59 - 65	63 - 72
170	56 - 62	60 - 67	65 - 74
173	57 - 63	62 - 68	66 - 76
175	59 - 64	63 - 69	68 - 77
178	60 - 66	64 - 71	69 - 78
180	61 - 67	66 - 72	70 - 80
183	63 - 68	67 - 73	72 - 81
185	64 - 70	68 - 75	73 - 83
188	65 - 71	70 - 76	74 - 84
191	67 - 73	71 - 78	76 - 85
193	68 - 74	73 - 79	77 - 87
196	69 - 75	74 - 80	78 - 88
198	71 - 77	75 - 82	80 - 89
201	72 - 78	77 - 83	81 - 91
203	73 - 79	78 - 84	83 - 92
206	75 - 81	79 - 86	84 - 93
208	76 - 82	81 - 87	85 - 95
211	78 - 83	82 - 88	87 - 96
213	79 - 85	83 - 90	88 - 98
216	80 - 86	85 - 91	89 - 99
218	82 - 88	86 - 93	91 - 100
221	83 - 89	88 - 94	92 - 102

(nach Futrex Inc., Gaithersburg/USA)

Das Normalgewicht eines 1,80 Meter großen Mannes kann demnach also durchaus im Bereich zwischen 66 und 83 Kilogramm liegen – je nach Körperbau.

Daher bietet sich noch eine weitere Messgröße an, die erkennen lässt, ob man bzw. frau zu viele unnötige Pfunde mit sich herumträgt: der Körperfettanteil.

Anhang 2: Empfohlener maximaler Körperfettanteil

Wie man aus nachfolgenden Tabellen gut ersehen kann, ist der Körperfettanteil abhängig von Geschlecht und Alter. Bei regelmäßigem Training lässt sich der Anstieg des Körperfettanteils allerdings deutlich verlangsamen.

Körperfettanteil bei Männern (in Prozent)

Alter	Exzellent	Gut	Mittel	Schlecht
20 – 24	10,8	14,9	19,0	23,3
25 – 29	12,8	16,5	20,3	24,3
30 – 34	14,5	18,0	21,5	25,2
35 – 39	16,1	19,3	22,6	26,1
40 – 44	17,5	20,5	23,6	26,9
45 – 49	18,6	21,5	24,5	27,6
50 – 54	19,5	22,3	25,2	28,3
55 – 59	20,0	22,9	25,9	28,9
60 +	20,3	23,4	26,4	29,5

Körperfettanteil bei Frauen (in Prozent)

Alter	Exzellent	Gut	Mittel	Schlecht
20 – 24	18,9	22,1	25,0	29,6
25 – 29	18,9	22,0	25,4	29,8
30 – 34	19,7	22,7	26,4	30,5
35 – 39	21,0	24,0	27,7	31,5
40 – 44	22,6	25,6	29,3	32,8
45 – 49	24,3	27,3	30,9	34,1
50 – 54	25,8	28,9	32,3	35,5
55 – 59	27,0	30,2	33,5	36,7
60 +	27,6	30,9	34,2	37,7

(nach Futrex Inc., Gaithersburg/USA)

Anhang 3: Kalorienverbrauch bei verschiedenen Aktivitäten

Exakte Werte bezüglich des Kalorienverbrauchs lassen sich natürlich nur individuell errechnen. Aber diese Tabelle kann einen groben Überblick darüber geben, wie intensiv bei verschiedenen Aktivitäten in der Regel Kalorien verbraucht werden.

Kalorienverbrauch bei einem Gewicht von 92 kg (in KiloJoule)

Aktivitäten	Minuten					
	1	10	20	30	60	90
Schlafen	1,6	16	32	49	97	146
Lesen	1,6	16	32	49	97	146
Stehen	1,9	19	39	58	116	175
Büroarbeit (leicht)	4,0	40	81	121	243	364
Gartenarbeit (leicht)	4,9	49	97	46	291	437
Hausarbeit	5,5	55	110	165	331	496
Holzhacken	9,7	97	194	291	583	874
Spazierengehen 3 km/h	4,7	47	94	141	282	423
Treppensteigen ab	9,1	91	181	272		816
Treppensteigen auf	23,6	236	473	709	1419	2128

Sportarten	Minuten					
	1	10	20	30	60	90
Walking 6 km/h	8,4	84	168	253	505	758
Jogging 8 km/h	14,6	146	292	437	875	1312
Laufen 10 km/h	19,1	191	382	573	1147	1720
Radfahren 8 km/h	6,8	68	136	204	408	612
Radfahren 20 km/h	14,4	144	288	432	865	1297
Aerobics	17,8	178	356	535	1069	1604
Badminton	7,0	70	139	209	418	627
Golf	5,3	53	107	160	321	481
Handball	10,2	102	204	306	612	918
Reiten	9,1	91	181	272	544	816
Schwimmen, Kraul 18 m/min	6,5	65	130	194	389	583
Schwimmen, Rücken 18 m/min	5,2	52	104	155	311	466
Ski Alpin	13,0	130	259	389	777	1166
Skilanglauf	15,9	159	317	476	952	1428
Tennis	9,1	91	181	272	544	816

(nach Futrex Inc., Gaithersburg/USA)

Glossar

Aerob

Mit Sauerstoff.

Anaerob

Ohne Sauerstoff.

ATP (Adenosintriphosphat)

Energiereiche Phosphatverbindung, die zur Muskelkontraktion als Energiequelle benötigt wird.

Ausdauer

Als Ausdauer bezeichnet man die Ermüdungswiderstandsfähigkeit plus rasche Wiederherstellungsfähigkeit (Erholungsfähigkeit).

Blutdruck

Die Blutdruckwerte spiegeln die Druckverhältnisse in den Arterien wider. In Folge der wechselnden Pumptätigkeit, speziell der linken Herzkammer, sowie der elastischen Gefäßeigenschaften verläuft der Blutdruck wellenförmig (Pulswelle). Seinen höchsten Wert erreicht er **während** der Blutaustreibungsphase der linken Herzkammer = **systolischer Blutdruck** (Normwert bei gesunden, untrainierten 30-Jährigen: 120 mm Hg). Seinen niedrigsten Wert erreicht er kurz **vor** der Blutaustreibungsphase der linken Herzkammer = **diastolischer Blutdruck** (Normwert bei einem gesunden, untrainierten 30-Jährigen: 80 mm Hg).

Energiebereitstellung (oder Energiegewinnung)

Mechanismen des Organismus, Energie für zu leistende Arbeit bereitzustellen.

- **Aerobe Energiebereitstellung** (aerob, grch.: mit Sauerstoff): Die Energiegewinnung erfolgt **mit** Sauerstoffverbrauch. Dabei unterscheidet man die aerobe Energiebereitstellung auf Basis der Glykolyse und auf Basis des Fettstoffwechsels.
- **Anaerobe Energiebereitstellung** (anaerob, grch.: ohne Sauerstoff): Die Energiegewinnung erfolgt **ohne** Sauerstoffverbrauch. Man bezeichnet die Energiebereitstellung über das Glykogen mit Laktatanfall als **anaerob-laktazide** Energiebereitstellung. Die Ener-

giebereitstellung über energiereiche Phosphate wird als **anaerob-alaktazid** bezeichnet, da diese ohne Sauerstoff geschieht und kein Laktat anfällt.

Glukose

Glukose ist ein Stoffwechselprodukt der Verstoffwechselung von Kohlenhydraten. Die Speicherform der Glukose im Körper wird als Glykogen bezeichnet.

Glykogen

Glykogen ist die Speicherform der Glukose. Glykogenverbindungen sind hauptsächlich in der Leber und im Muskel gespeichert und werden durch Nahrungsbestandteile, hauptsächlich Kohlenhydrate, zugeführt und entsprechend ab- und umgebaut. Energie, die über den Verbrauch von Glykogen gewonnen wird, kann sowohl ohne als auch mit Sauerstoffverbrauch entstehen.

Glykolyse

Man unterscheidet die anaerobe und die aerobe Glykolyse. Damit wird die Verstoffwechselung von Glykogen ohne oder mit Sauerstoffverbrauch bezeichnet.

Herzfrequenz

Die Herzfrequenz bezeichnet die elektrischen Impulse, die das Herz schlagen lassen, d.h. die Anzahl der Schläge pro Minute (S/min), mit denen das Herz arbeitet.

Herzfrequenz-Zonen

Einteilung der Herzfrequenz in unterschiedliche Belastungsstufen mit spezifischen Anpassungseffekten.

Kraftausdauer

Ermüdungswiderstandsfähigkeit bei Belastungen mit Krafteinsätzen zwischen 30 und 50 % der Maximalkraft.

Laktat (Milchsäure)

Durch Arbeit mit hoher Intensität entsteht bei der Glykolyse (Verstoffwechselung von Glykogen) Laktat. Diese Milchsäure ist ein Abbauprodukt aus der Glukose bei intensiven Belastungen von mindestens 20 Sekunden Dauer.

Maximale Herzfrequenz (MHF)

Die MHF gibt an, wie schnell das Herz bei entsprechender körperlicher Belastung maximal schlagen kann. Die maximal erreichbare Herzfrequenz sinkt mit zunehmendem Lebensalter. Gesunde Personen bis zum 60. Lebensjahr können sich grob an der Formel **220 – Lebensalter = MHF in S/min** orientieren.

Maximale Sauerstoffaufnahme (VO_2max)

Die VO_2max gibt an, wie viel Sauerstoff pro Minute durch unser Blut gebunden werden kann und ist damit ein wichtiger Gradmesser für den Ausdauertrainingszustand des Organismus. Sie lässt Rückschlüsse auf die Leistungsfähigkeit des kardiopulmonalen Systems zu. Am Ende der Belastungsreaktionen des Körpers wirkt sich eine geringere Sauerstoffaufnahme immer durch eine höhere Herzfrequenz aus.

Pulsfrequenz

Die Pulsfrequenz bezieht sich nur auf die Wellen des Blutstroms in den Schlagadern, die durch die Herzkontraktionen ausgelöst werden. Auch die Pulsfrequenz wird in Schlägen pro Minute (S/min) angegeben.

Relative Sauerstoffaufnahme (rel. VO_2max)

Die rel.VO_2max gibt die Sauerstoffaufnahme bezogen auf das Körpergewicht an. Sie wird ausgedrückt in ml/kg/min und ermöglicht den ausdauerorientierten Leistungsvergleich unterschiedlicher Personen.

Ruheherzfrequenz (RHF)

Die RHF gibt an, wie hoch die Basisherzfrequenz in körperlicher Ruhe ist. Die Bestimmung der RHF sollte im Liegen unmittelbar nach dem Aufwachen am Morgen und in jedem Falle vor der ersten Nahrungsaufnahme ermittelt werden. In Abhängigkeit vom Alter deutet ein niedriger Wert auf einen guten, ein höherer Wert dagegen auf einen schlechten Ausdauerleistungsstand hin.

Schwelle (Übergang)

Bezeichnet in der Leistungsdiagnostik Belastungsbereiche, die durch unterschiedliche Energiebereitstellungssyteme gekennzeichnet sind.

- **Aerobe Schwelle:** Belastungen mit Energieflussraten, die Laktatwerte von weniger als 2 mmol/l Laktat im Blut produzieren. Die aerobe Schwelle stellt die Grenze einer rein aeroben Energiebereitstellung dar.
- **Aerob-anaerobe Schwelle (aerob-anaerober Übergang):** Belastungen, die durch die Energieflussrate ein Gleichgewicht von Laktatbildung und Laktatabbau zur Folge haben. Es liegt hier ein sog. Laktatgleichgewicht (Laktat-steady-state) vor. Die Intensität ist bei der aerob-anaeroben Schwelle noch so gewählt, dass das anfallende Laktat während der Belastung weitestgehend abgebaut werden kann.
- **Anaerobe Schwelle:** Belastungen mit Energieflussraten, die Laktatwerte von mehr als 4 mmol/l Laktat im Blut produzieren. Die Intensität ist so hoch, dass während der Belastung mehr Laktat gebildet als abgebaut wird. Die Folge ist eine Übersäuerung der Muskulatur.

Trainingssteuerung

Unter Trainingssteuerung versteht man die gezielte, wissenschaftlich unterstützte kurz- und langfristige Abstimmung aller notwendigen Maßnahmen (Planung, Durchführung, Kontrollen, Auswertung, Korrekturen) zum Zwecke der Leistungsoptimierung. In diesem Buch dient uns die Herzfrequenzkontrolle als Steuerungsinstrument.

Literaturhinweise

Badtke, G. (Hrsg.): *Lehrbuch der Sportmedizin.* Stuttgart [4]1999

De Marées, H., Prof. Dr.: *Sportphysiologie.* Köln [8]1994

Edwards, S.: *Die Herzfrequenzmethode.* Das individuelle Gesundheitsprogramm. Berlin [2]2000

Ehlenz, H. / Grosser, M. / Zimmermann, E.: *Krafttraining.* Grundlagen, Methoden, Übungen, Leistungssteuerung, Trainingsprogramm. München [6]1998

Grosser, M. / Starischka, S. / Zimmermann, E.: *Das neue Konditionstraining.* Für alle Sportarten, für Kinder, Jugendliche und Aktive. München [8]2001

Konopka, P.: *Sporternährung.* Leistungsförderung durch vollwertige und bedarfsgerechte Ernährung. München [8]2000

Müller-Wohlfahrt, H. W., Dr. med. et. al.: *Süße Pille Sport.* Neufahrn 1984

Neumann, G. / Pfützner, A. / Hottenrott, K.: *Alles unter Kontrolle.* Ausdeuertraining. Aachen [6]2000

Paulsen, S.: *Warum der Griff zur Hantel auch in hohen Jahren lohnt.* In: GEO 8/2001, S. 81

Pramann, U.: *Lauf dich schlank!* Lust am Laufen – Schritt für Schritt zur Traumfigur – Einfach anfangen und Spaß haben. München [4]2001

Strunz, U., Dr. med.: *forever young.* Das Erfolgsprogramm. München [14]2001

Villiger, B. et al.: *Ausdauer.* Stuttgart 1991

Weineck, J.: *Optimales Training.* Balingen [11]2000

Weineck, J.: *Sportbiologie.* Balingen [10]2000

Zintl, F. / Eisenhut, A.: *Ausdauertraining.* Grundlagen – Methoden – Trainingssteuerung. München [5]2001

Zu den Autoren

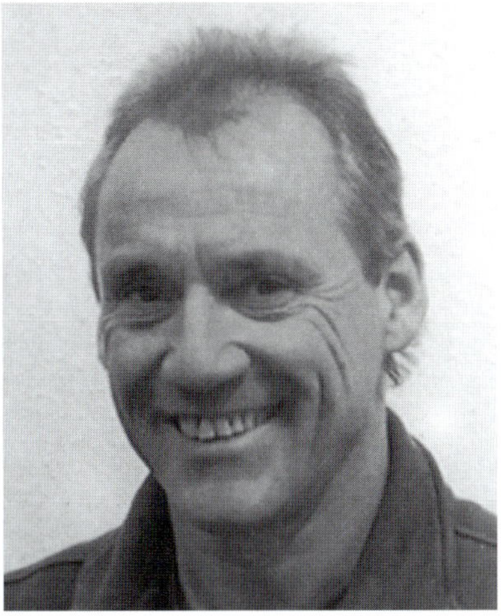

Dr. Günther Penka ist seit 1977 als Dozent an der Fakultät für Sportwissenschaften (i. Grdg.) der Technischen Universität München tätig. Verantwortlich für die Bereiche Fitness, Präventions- und Rehabilitationssport vereint Dr. Penka als Diplomsportlehrer und Sportmediziner zentrale Kompetenzen aus der Sportpraxis, der Sportmedizin und der Sportwissenschaft des Gesundheits- und Leistungssports.

Sein besonderes Anliegen ist die vielseitige Umsetzung sportwissenschaftlicher Erkenntnisse in sportpraktische Handlungskonzepte. Als Cheftrainer der deutschen Nationalmannschaft im Freestyle Skifahren von 1984 bis 1989 betreute er Spitzensportler bei Weltmeisterschaften und Olympischen Spielen mit großem Erfolg.

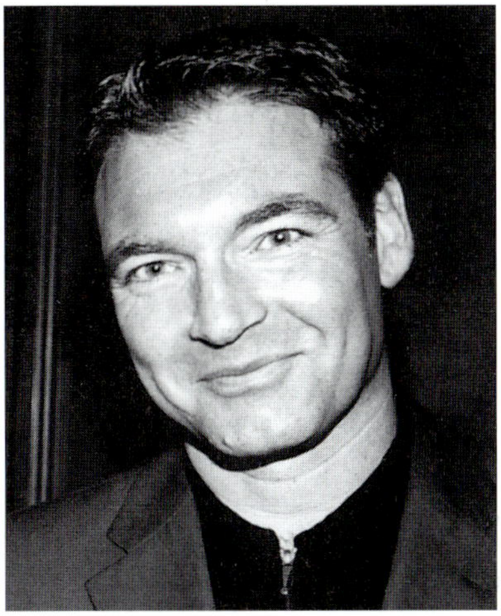

Eberhard Maier schloss 1990 sein Studium als Diplomsportlehrer (Fachrichtung Präventions- und Rehabilitationssport) an der Technischen Universität in München ab. Mehrere Jahre arbeitete er als Redakteur beim Deutschen Sportfernsehen und ist heute als freier Journalist und Autor tätig.

Im Heinrich Hugendubel Verlag ist von Eberhard Maier des Weiteren erschienen: *Augenlaser, ja oder nein? Ein Patient und sein Arzt berichten* (Irisiana 2002).